笑激の ヤンギーJIRO!の 若返り

69のポイントで12歳若返る
美・健康メソッド

若返りアドバイザー　ヤンギーJIRO!

文芸社

目次

第二章◆健康

第三章 ✦ 心

ヤンギーJIRO!の

笑激の若返り

69のポイントで12歳若返る

美・健康メソッド

✦はじめに　～脳梗塞を克服して～

はじめまして、ヤンギーＪＩＲＯ！こと、松浦慈朗と申します。

ヤンギーとは、「若々しい」という意味の我が家での造語です。

私は学生時分から美に感することへの興味が人一倍でした。流行のファッションやヘアスタイルはもちろん、男ですが、メイクをすることも大好きで、ただただ女の子にモテたい一心でした。

そのせいか、美容に縁あって、１９９９年にコラーゲンを主体とした美容と健康の会社を設立し、全国的にも多少知られる商品などにも携わらせていただけるようになりました。


私は自他ともに認める超健康体で、病気とは無縁と思っていました。酒もタバコもやらないですし、ジムにも週2、3回通い、睡眠時間も7時間半。食事もバランスを考え食べており、健康診断でも引っかかることはありません。ある検査で、体内年齢26歳（当時44

歳）と診断されたにもかかわらず……。

病気は突然やってきます！

それは2012年12月、関西に出張時、脳梗塞が突然私を襲いました。

朝5時、一度目が覚め、時計を確認しました。

いつもと違っていたのは、時計を見た時、物が綺麗に二重になっており、その時は目の調子が悪いのかな？　と思ったのです。後になってわかることですが、これが脳梗塞のスタートでした。

朝7時、もう一度目が覚め、その時も物が二重に見えていました。「今日は目の調子がおかしいな……」と考えていたら、そのまま意識を失いました。

10時半、ミーティングの時間になっても私が現れないので、スタッフの一人が出張先の部屋まで様子を見に来てくれました。

「身体の調子でも悪いんですか？」

目を覚まし、起き上がろうとしたがそのまま引っくり返り、動けなかったのを覚えています。すぐ救急車が呼ばれました。

11時前、気がついたら救急隊員が私に呼びかけており、私の手や足を上げたりして症状を確認していましたが、その時は右半身に麻痺の兆候があったようです。

11時過ぎ、病院に到着。すぐMRI検査。

11時半、MRIで脳幹に梗塞が見つかりました。手術は無理で、薬で散らす方法しかないようで、点滴治療が始まりました。

倒れたのは関西出張中、私の家は鳥取県の米子《よなご》です。妻は「ご主人が脳梗塞で倒れ、集中治療室にいる」という連絡を受け、仕事半ばで搬送先の病院に向かったようです。

治療中も右半身麻痺の状態は続いていたようです。

妻は夕方病院に到着し、先生から、「おそらく右半身の麻痺が残り、今後、社会生活は困難だと思います」と宣告され、そのまま気が遠くなり倒れ込んだそうです。
2、3日が山と言われましたが、なんとか何事もなく改善していき、1週間が過ぎた頃には起き上がって自分でトイレに行けるまでに回復しました。幸い麻痺もなく、複視といって物が二重に見えること以外は、まったく普通になりました。
10日も過ぎると点滴が朝夜のみになり、病院の階段を昇ったり降りたりし、軽く運動も始めました。複視も徐々に改善していき、正面を見ることは問題なく、足元が二重に見えるだけになり、約2週間で自宅に帰ることができました。

通常この手の病気は、血圧やコレステロール値が高めの方が多いようですが、私の場合、そこには当てはまっていません。

先生は、「血液数値がみな良かったので、あらゆる治療ができました」とおっしゃっていました。**病気にならないように気をつけることも大事ですが、万一病気になっても、治療を充分受けることができ、回復も早かったことは、日頃の健康的な生活習慣があったからこそ**だと思っています。

1ヶ月を過ぎる頃にはまったく元の体に戻り、今では以前と変わらずスポーツジムにも行っています。

今思えば、いろんなことを気づかされた病気。病気はアンラッキーかもしれませんが、私はこの経験はとてもラッキーだったと思っています。

新たな命をさずかったと感じた瞬間、何かがシフトしました。

退院後、これからの自分を模索中のまま、今できることをやっていこうと思い、「若返り」をテーマに、手さぐりでブログを始めました。

お陰様でたくさんのアクセスをいただくようになり、こうして書籍化の運びとなりました。この本は、ブログをさらに掘り下げた内容になっています。

昔から美容・健康オタクと言われてきた私。長年蓄えた美・健康に対する知識や考えを、「美容」、「健康」、「心」の3つの章に分け、一つ一つのポイントを短くし、わかりやすく、短時間で読んでいただけるよう工夫しました。

人生苦労の連続といわれますが、「苦労」は、数字で表すと「96（くろう）」。ですので、それをプラスに転じる意味をこめ、「苦労」を逆にした「69」のポイントにまとめています。

1つ、2つでも実践することで、「美しく、健康的に若返る」お役に立てることができればとても嬉しく思います。

第一章

美容

◆脳を使った若返り

太古の昔から、美と若返りは永遠のテーマとなっています。かのクレオパトラも若返りのためにあれこれやっていたという話です。この章では美容、若返りについてのノウハウを書いていますが、まずはじめに、脳を使った若返り法をご紹介したいと思います。

私が主催する「若返りセミナー」等でもこの話はよくするのですが、栄養を取り入れたり、美容の体操をする以前に、『脳に若返りアプローチ』をするのが、お金をかけずにできる、簡単な若返り法です。

脳はあなたの願いを叶えようとするのではなく、あなたの思い込みを叶えようとします。脳は『とんでもない能力』を持っています。でも使い方を間違うと、いつまでたっても良い結果は出ません。その『とんでもない能力（脳力）』は、潜在能力（意識）です。潜在能力（意識）とは、あなたの脳の中に眠っている能力です。

では簡単にそのメカニズムを説明いたします。

どんなにあなたが、「お金持ちになりたい！」と願っても、潜在意識で「自分は貧乏だ」という思い込みがあれば、脳はその通りに貧乏になることを引き寄せます。

これと同じで、「自分は年相応」と思うなら、その年のようになってしまうんです。実年齢より若く見られたいのなら、まず、**「自分は若い」という思い込み**を脳に刷り込みましょう！

「いやね～、年を取るって……」なんて、間違っても口にしてはいけません。

ただし、極端に若すぎる年齢を刷り込もうとすると、脳は嘘を見破ります。

僕が思う刷り込み年齢は、ＭＡＸマイナス十二歳まで！　年齢にもよりけりですが、若い方だとマイナス5歳くらい、50、60代以上ならマイナス12歳を脳に刷り込みましょう！最大12歳は、干支一周分です。若返り目標は干支一周！　これがわかりやすいと思います。

もう一つ重要なことがあります。それは脳に「若くなりたいです」というようなアプローチをしても聞き入れないのです。

よく願いは叶うといいますが、願い方を間違うと、いつまでたっても願いは叶わないのです。

ではどう言うか……

「私は十二歳若い〇〇歳に見える容姿と健康を手に入れ、いつも明るく元気です！」

ポイントは、すでに達成されたかのように脳にアプローチすることです。すると、現実と思い込みの間に認識の違いが生じ、脳は思い込みの通りに動き始めます。自分の思い込みと現実が違う時、脳（潜在意識）は必ず調和を取ろうとするのです。

これが、日中活動している時の顕在意識ではなく、あなたの眠っている能力、つまり潜在意識を呼び覚ます方法なのです。

「私は十二歳若い〇〇歳に見える容姿と健康を手に入れ、いつも明るく元気です！」と脳への刷り込みを、暇さえあれば一日複数回、特に朝起きしなと、寝る直前に言い続けましょう。この時間帯は、顕在意識が潜在意識に切り替わる時間帯なので、アプローチするには最適の時間帯です。

そして自分が思い込むわけなので、一回や二回言ったくらいでは効果はありません。毎日毎日、何十回、何百回と脳に思い込みを刷り込んでください。

この方法は、『アファメーション』といい、自己宣言をするということです。まずはこの方法から実践してみてほしいと思います。

◆「若返り」老化の主犯は酸化

身体を若々しい状態に保ちたいなら、**「酸化」を防ぐことが大前提です。** 酸化とは簡単にいうと、サビるってことです。

リンゴを切ったあと放置すると、赤く変色する。鉄が錆びつく、油が濁り臭くなる、これが酸化反応です。

吸った酸素のうち、約2％〜3％は活性酸素になります。この活性酸素が細胞を壊し、老化を招く主犯です。私たちの身体の中で、絶えず生じています。

酸化は、細胞はもとより、身体全体を錆びつかせる元凶です。それは、肌にシワやシミをもたらすだけではなく、肌を非常に乾燥させます。

加えて、酸化は遺伝子にダメージを与えるので、様々な病気を引き起こします。

酸化を抑えることを抗酸化といいます。

日々の若返り習慣に、ぜひ酸化を防ぐ抗酸化作用のあるものを摂取しましょう。

例えば、

✦ブルーベリーなどのアントシアニン
✦大豆のイソフラボン
✦お茶にふくまれるカテキン
✦緑黄色野菜のβカロチン
✦トマトのリコピン
✦オリーブなどのビタミンE

などなど。

外食や偏食を避け、野菜や果物を多くとりましょう。

この抗酸化能力は、ORAC（Oxygen Radical Absorbance Capacity：活性酸素吸収能力：オラック）で表されます。

ORACは食品やサプリメントの抗酸化力を科学的に分析する数字として、米国を中心に用いられるようになってきた活性酸素吸収能力（＝抗酸化力）を具体的に示す数値です。

例えば、

✦赤葡萄　2377
✦ブロッコリー　3083
✦大豆・枝豆　5764
✦ブルーベリー　6552
✦にんにく　6665
（アメリカ合衆国農務省〈United States Department of Agriculture〉の栄養データラボ〈NDL〉が発表）

こんなふうに、数字でその抗酸化能力を示すことができます。
また最近注目の高い数値を示すのが、次の二つです。

✦フランス海岸松　15000
（企業ホームページより）
✦シベリアカラマツ（ジヒドロケルセチン）　32744
（Brunswick Laboratoriesより）

フランス海岸松は、別名フラバンジェノールやピクノジェノールです。上記は、商標の違いで表現が違うようです。

何はともあれ、若返りに一番必要なポイントは、抗酸化です。

抗酸化で老化をストップさせましょう!!

ちなみに私の住んでる地域（鳥取県）では、抗酸化（こうさんか）って、「こうしませんか?」っていう意味にもなります。

山陰地方においでの際は、ぜひ「こうさんか?」使ってみてくださいね。

◆老化の共犯者、糖化

若返りと美容に絶対的に必要な知識が、酸化と**「糖化（とうか）」**です。

この糖化は、身体の若々しさや生活習慣病に大きく関係してきます。

糖化とは、身体の中で糖とタンパク質が結びつき、老化促進物質ＡＧＥｓ（糖化最終生成物）が蓄積されることです。

簡単に説明すると、食パンを焼いていない状態、白くてふわふわ、これが若い時の身体。パンを焼くとコゲができます。ふわふわが硬くボロボロに……。これと同じ状態が身体の中で起こり、時間とともにボロボロになっていきます。この状態が糖化です。

実際身体をトースターで焼くわけではないのですが、糖とタンパク質が結びつき、ＡＧＥｓが蓄積されると、身体の中が石灰化していきます。この石灰化が、コゲた状態と同じなのです。

本当、「糖化してるぜ!!（どうかしてるぜ！）」です。

簡単に言うと、糖化をコントロールできると、自身で老けにくい身体を作れるっていうことです。

ＡＧＥｓが増えると、動脈硬化、心筋梗塞、脳梗塞や糖尿病になりやすく、糖尿病の人は、肝機能障害、失明のリスクが高まります。

もちろん病気だけではなく、美容にも関係してきます。ＡＧＥｓが蓄積すると、肌のタンパク質が硬くもろくなり、たるみ、シワ、シミなどの老化が進みます。骨が弱くなったり、認知症を引き起こす一因になったりします。

糖化が進んでいる人は、老化が極端に早まる！　と言われています。それを防ぐのが抗糖化作用です。

老化促進物質ＡＧＥｓをいかに抑えるかが、老化のスピードや病気にかかる可能性を低くするのです。

ではどうやって糖化を抑えるか⁉

まず糖化を抑える抗糖化食品は、野菜・海藻など。特にいいのは生姜。

そして食べる順番が大切です。
まず野菜や海藻類を3分の1以上食べる。次にタンパク質（肉魚類）、最後に炭水化物（ご飯、麺類）。
甘いもの（アイスやケーキ等）を食べ過ぎない。
低GI値の食品を摂るようにする。
低GI食品とは
　きのこ類、海草類全般、大豆&大豆製品
　加工度の低い食品（玄米、全粒粉、そばなど）
「GI」とは
　グリセミック・インデックスの略。直訳すると血糖指数で、血糖値の上昇する速さを表したものです。
GI値が大きいほど、血糖値の上昇が早くなります。
お茶は、カモミール、冬は生姜湯。
身体の大部分はタンパク質です。肌、筋肉、臓器、血管……コラーゲンももちろんタンパク質です。コラーゲンは肌、血管、臓器のクッションの役割を果たしていますが、AGEsはこれらタンパク質に直接くっつき、弾力や柔軟性を失わせます。

タンパク質の硬直化、これが冒頭で書いた老化を促進させる、石灰化です。

特に更年期を迎える女性は、血糖値を下げる女性ホルモンの低下により糖尿病のリスクが高まります。免疫力が落ちることにより合併症を引き起こしやすくもなります。

食後すごく眠い、傷の治りが遅い、足がよくつる、歯周病、水虫という方は要注意！

若返りと健康には抗糖化！　覚えておきましょう。

◆美容にとっていい油、そうでない油

脂分は取らないように！

ダイエットされる方は注意されていると思いますが、油には取っていいものと、そうでないものとがあります。

例えば冷めたラーメンの汁が凝固している油、これは飽和脂肪酸といって常温で固まるもので、控えるべき油です。バターや肉などの動物性の油ですね。

では「積極的に取りたい油」とは？

こちらは不飽和脂肪酸といって、身体にも美容にもいい油です。魚の油（DHA、EPA）や、シソ油やえごま油などがそうです。

α - リノレン酸、ω3（オメガスリー）と呼ばれているものです。青魚に代表されるω3は人気の油ですね！

こちらの油は、心筋梗塞、脳卒中の予防になります（脳梗塞を起こした私が言うのもなんですが……）。

昔人気だったのが、君は１０００％　オメガトライブ！　え？　合ってるのはオ、メ、ガ、だけやんけ？　誰がそんなことを言う？　オ、メ、ー、が！　なんちゃって！　で、ナウい東京観光スポットが、東京スカイツリー……それ、スリーとツリーで違うんですけど、リーしかあってないじゃないですか⁉　ってツッコミが来そうなので、話を元に戻します。

一方、取ってはいけない油の代表格が、トランス脂肪酸です。

食べるプラスチックと言われ、マーガリン等に入っており、問題になったほどの油です。

大手ハンバーガーチェーンのポテトやドーナツも、このトランス脂肪酸で揚げられていると聞いたことがあります。

世界的にはこのトランス脂肪酸は使用禁止ですが、なぜか日本はＯＫ牧場！　なぜ？　注意‼　ポテトやマーガリンだけじゃない！　コーヒーフレッシュもトランス脂肪酸です！（１６８ページ参照）

パンにマーガリンをたっぷり塗って、ハンバーガーチェーンのポテトを食べながら、コーヒーにフレッシュをゲバゲバ〜ッと、いやドバドバ〜ッと入れたりすると、別な意味で完璧です。なにげに使っている方、気をつけましょう！

✦舌の位置で若返る⁉

みなさんは、普段は口の中でどこに舌があるか……なんて意識したことはありますか？「舌の位置を意識するだけで小顔になり、腰痛、肩こり、さらに姿勢まで改善する」ことを発見したのは、広島県で歯科医をされている、むねひろ歯科クリニック院長の宗廣素徳先生です。

そもそも、なぜこの舌の位置で身体の悪い部分が改善するのか？　きっかけは、顎関節《がくかんせつ》症の治療です。

顎関節症を患っている方は、姿勢の悪さから全身のバランスが崩れ、肩こりや腰痛、頭痛などの症状を持った方が多いのです。

そこで、噛み合わせを調整すると、姿勢が改善し、不快症状が改善したそうです。

それらの治療を続けているうち、舌の位置が身体のバランスと関係していることを発見。口の中で舌の位置を意識すると顔の歪みが修正されたり、目がパッチリ大きくなったり、顔のラインもシャープになったりするそうです！

血行も結構良くなり、結果、美肌＆小顔に変化するようです！

その舌の位置ですが、すごく簡単に説明します。舌先は上の前歯の内側の付け根にあって、舌全体は上あごにピタリと張りついている。これが正しい舌の位置です。これを「舌の吸盤化」といいます。

食事、おしゃべり、寝る時以外、できるだけこの状態をキープ！　下あごはリラックス。力を抜いてください。

効果は絶大で、顔のリフトアップやウエストの引き締め効果など、ボディラインの変化といった若返りだけではなく、歯周病の予防やドライマウスの改善まで、いいことあるあるなのです！　あら不思議!!　あっという間に美男・美女のできあがり！

詳しくは、文芸社から出版されている『舌は下でなく上に』（宗廣素徳・著）を、書店、アマゾン等でご購入ください。

あ舌は若返ってますよ〜!!

◆美容の最大の敵、紫外線

綺麗な素肌って、憧れますよね。日常生活において、紫外線を浴びた肌と浴びない肌は、すごく違いが現れます。

顔や腕などは、よっぽど予防をしない限り、紫外線を1年中浴び続けています。一方、紫外線を浴びない代表的な部位はおしり。お尻は、つやっつやの艶子さん。「そういえば、おしりは白くてツヤツヤだわ〜」って思われる方も多いのでは？

紫外線を浴びる浴びないで、これだけ差が出てくるんです。

まさに、世良公則&ツイストの差が！　……すみません、『性《さが》』（曲のタイトル）ってことです。小学校の時、大好きだったんですよ。今でもカラオケではたまに歌います。

あ、すみません、本題に戻ります。

今一度、美容の最大の敵、紫外線についての知識を深めてみましょう。

肌にダメージを与える最大の外敵紫外線ＵＶには、Ａ波とＢ波があります。その破壊力は、まさにカメハメ波!!

まず初めに、《今さら聞けないのコーナー》♪

「UVってなんの略語？」

UVとは、Ultraviolet（ウルトラ・ヴァイオレット）の略です。


まずはA波とB波を理解しておきましょう！

UV－Aとは、紫外線A波です。皮膚の真皮まで到達して、コラーゲンやエラスチンにゆっくりとダメージを与え、シワやたるみなどの肌の老化を引き起こします。

紫外線A波は、雲やガラスも通過するので、曇りの日や室内でも注意が必要です。


UV－Bとは、紫外線B波です。

皮膚の表皮に到達して炎症を引き起こしヒリヒリさせます。この炎症がメラノサイトを活性化させて色素沈着の原因になります。紫外線B波は、雲やガラスでカットされます。


紫外線をいかに抑えるかが、美しい肌を保つと言っても過言ではありません。

多くの方が日焼け止めを塗っていると思いますが、紫外線をカットしても、肌に負担がかかるＵＶクリームだと意味がありません。たまに数年前のＵＶクリームを使っている方を見かけますが、できれば毎年新しいものを購入することをおすすめします。

そしてお肌だけじゃありません。いくらＵＶクリームで肌をバリアしても、目から紫外線が入っても同じように日焼けしていきます。

角膜から紫外線を吸収すると、「メラニンを作れ」と脳が指令を出すのです。ですから、外出時は、大きめのサングラスで目から入る紫外線にも注意をしましょう。

自分の生活スタイル、お肌の調子を見ながら商品を選びましょうね！　日に直接当たらない工夫も大事ですよ。

◆紫外線の落とし穴

5月以降は、テレビでもUVクリームのCMが始まるので、意識し始める方も多いと思います。この時季が、1年のうちで最も紫外線量が多いのです。

紫外線を浴びると、シミ・シワなど、「お肌の老化への影響」があることは、前ページでも述べましたが、目から紫外線が入ると身体を焼いてしまうのとは別に、もう1つ注意する必要があるんです。

WHO（世界保健機関）によると、白内障の約20％は紫外線が原因だとの報告がありま す。紫外線量の多い地域に、白内障患者が多いことも分かっているようです。

白内障とは、眼球の水晶体が濁って視力が低下してしまう病気のことですが、なぜ、紫外線が白内障の原因になってしまうのでしょうか？

✦紫外線が眼の中に入る
←
✦角膜を透過する
←
✦紫外線は水晶体で吸収される
←
✦紫外線を浴び続けると水晶体のタンパク質に変化が起こって濁ってくる
←
✦白内障

水晶体はタンパク質と水で構成されていて、カメラでいうとレンズの役割をしています。そのレンズが濁ってくるから視力が低下してしまうんです。

白内障の原因は加齢によるところが大きいのですが、30代や40代で発症する場合もあります。UVカットのサングラスやメガネをかけることで、紫外線が目に入らないようにして、日頃から白内障を予防しましょう！

ここで注意!!

色の濃いサングラスは、瞳孔が夜の猫ちゃんの瞳のように開いてしまうのですが、レンズが小さいと、隙間から開いた瞳孔の中へ紫外線がガンガン入ってしまうんです！

色の濃いサングラスをする時は、大きめで顔にある程度フィットしているものを選ぶこと。プラス、ツバが広めの帽子をかぶるとパーフェクトです！

ではここで、ヤンギーＪＩＲＯ！が独断で選ぶ、見習いたい、色が濃くて、大きいサングラスの有名人!!

栄えある総合優勝は、
ドコドコドコ……（ドラムロールの音）

鈴木雅之さんに決定です！

いつも色の濃い、そして大きめのサングラスで、紫外線&白内障予防を心がけていらっしゃいますね。

✦UVクリームの表示って？

では次に、肌の紫外線カットとは切っても切り離せないUVクリーム選びをするために、書かれている表示の意味を確認してみましょう！

PA

肌の老化を引き起こしてしまう、UV－Aを防ぐ効果のほどを表します。
日本化粧品工業連合会の統一基準で、次の3段階に分かれています。

＋　＝効果がある。
＋＋　＝かなり効果がある。
＋＋＋　＝非常に効果がある。

2013年より、＋＋＋＋　4つの＋も登場しています。

SPF

UV－Bを防ぐ効果の指数を表します。

人が強い日差しを浴びた場合、紫外線B波で日焼けをするまでの時間は、約15〜20分と言われています。

その日焼けが起きるまでの約20分を、どのくらい延ばすことができるかを表している数字です。

例えば、SPF1は約15〜20分です。

SPF10なら約150〜200分防ぐことができるという目安になります。

日焼け止めの選び方の目安は、大体次のように考えていいと思います。

✦日常生活

SPF10〜20前後

PA＋

✦仕事などで外に出ることがある方、軽いスポーツをする方

SPF30

PA＋＋

✦外に長時間いる方（海や山・ゴルフ、スキーなど）

SPF50

PA＋＋＋ ～ PA＋＋＋＋

汗をかいたり、タオルで拭いたりすると効果は落ちます。こまめに塗るよう心がけましょう。

かいた汗＋UVクリームが目に入るとメチャ痛いので、それも注意!!（ヤンギーJIRO！は体験済）

紫外線予防は1年中するのがベストですが、特に5月～9月は要注意です。曇っていても紫外線は降り注いでいます。

美肌、若々しいお肌のために、いつも気にしておきましょうね。

◆美白用語と美白促進成分

肌の色というのは、メラニンの量によって決まります。

メラニンは紫外線からお肌を守るために出てきます。ですので、メラニンがないと、有害な紫外線がお肌の奥まで届いてしまい、細胞が傷つけられ、数多くのシワやシミの原因になります。最悪の場合、細胞がガン化してしまいます。

それを防ぐために、肌の中にメラニン色素ができて紫外線を遮断しているのです。これは身体を守る防衛本能です。

つまり、美白のためにメラニンを抑えすぎると、白くなっても美肌にはならず、かえってシミを目立たせてしまいます。

美肌&美白を目指すなら、日傘や帽子等で紫外線を防止し、新陳代謝を上げることです。そうすることで、肌のターンオーバーを促進させます。これが自然なメラニン排出です。

紫外線を避けずに、安易に美白クリームやサプリメントに頼ると、別の肌トラブルを引き起こす可能性大なので、よく注意して、商品を選びましょうね。

ではここで、《今さら聞けないのコーナー》♪

「よく出てくる美肌用語の◯◯って?」

自分に何が必要か、どういった成分がどのように作用するのか、確認してみましょうね。

メラノサイト……肌の色を決める色素細胞のことです。

ケラチノサイト……角質細胞へ変化する角化細胞のことです。

L－システイン……メラニン排出を促すのに有効。黒くなったメラニンを、無色に変換する効果があります。

チロシナーゼ酵素……無色のアミノ酸であるチロシンを、メラニンに変えてしまう働きを持つ酵素です。
　この酵素の働きを抑えることにより、メラニンを過剰に生成することを抑えて、美白へと導きます。

ハイドロキノン……メラニン色素の生成を抑えます。シミの原因であるメラニンは、チロシナーゼ酵素の働きで生成されます。ハイドロキノンは、そのチロシナーゼ酵素を抑制します。
　これからできるシミの予防効果はもちろんですが、すでにできてしまった肝斑やシミに対しても有効に働いてくれます。マイケル・ジャクソンが使用したことにより世界的に注目されています。

アルブチン……高山植物に含まれる美白成分で、チロシナーゼ酵素の働きを抑えて、過剰なメラニンができるのを防止します。肌への浸透性が劣るとされていて、美白効果を得るには高濃度で用いる必要があります。

ルシノール……チロシナーゼ酵素と結びつき、その働きを封じ込めることにより余分にメラニンができるのを防止します。北欧のモミの木の成分をヒントにして生まれた美白成分です。アルブチン等にくらべて肌への浸透性が高いので、少ない量で美白効果を発揮します。

エラグ酸……ペルーのマメ科の植物であるタラから抽出した美白成分です。チロシナーゼ酵素の活性を抑えて、過剰にメラニンが作られるのを防止します。

この章のはじめにも書きましたが、美白ばかり追い求めると、美肌でなくなってしまうこともあります。よく成分を見て、自分の生活習慣も考慮して選びましょう！

こんな美白の話をしておきながら、私は毎年ゴルフで原住民に間違われるほど日焼けしちゃいます。今年は日焼けを帽子で防止し、外にあまり出ず、ゴルフもやめて美白に励もうかな！　……って毎年言っています（汗）。

✦コラーゲンにはビタミンCと○○で効果UP

女性は、いつまでも若々しく、ハリのある肌を求めます。中世ヨーロッパの王妃達もいろんなモノを試していたという歴史もあるくらいです。

でも年齢を重ねると、どうしても逆らえないものがあります。

シワやシミ、たるみ等……数年前から美肌の救世主コラーゲンが注目を集めていますが、ここではそのコラーゲン効果をさらにUPさせる、あるものを紹介します。

ポイントは、コラーゲン（タンパク質）＋ビタミンC＋○○

ハリのある若々しい肌を作る元となるのが、タンパク質の一種、コラーゲン!!

私が美容に関わり出した頃は、コラーゲンなんて誰も知らなかったのですが、今や美肌&若返りの王様!!

では、「○○」とは何でしょうか?

早く知りたい？　まあまあ焦らないで、どぅ、どぅ……

そう！「銅」なんです。

コラーゲンはビタミンCと一緒に取らないと効果が半減するという話は有名ですが、あまり知られていないのが銅の摂取。

食品やサプリメントでコラーゲンを補給しても、アミノ酸に分解されてしまって、実は細胞までは届きにくいもの。

コラーゲン分子同士を結合させて、本来の威力を発揮するには、銅が不可欠なんです。

また、銅には抗酸化作用もあるので、紫外線によるシミの予防効果もありますよ!!

銅だ!!

では、銅したら銅が摂取できるか？　ここで紹介するのは、銅の多い食品あれこれ！

ちょっと苦手な人も多いですが、レバーが代表格です。また、牡蠣、しじみ、干しエビ、ココア（ピュアココア）、イカ、カニ等にも銅が含まれています。

勝負が迫っている時、結婚式や婚活パーティー、同窓会や初めてのデートなどは、コラーゲン＋ビタミンCに加え、銅を多めに食事に取り入れてみましょう！

食後、コラーゲン＋ビタミンC摂取で完璧です。

わぁ〜いいなぁ〜コラーゲン！　コラーゲンちょうだい♡　こ、り、ゃ、あ、げ、ん、！　……なぁんて言わずに、みんなで若返りましょうね！

✦クマをどうにか‼

パッと見、老けて見える原因の一つとして、「目の下のクマ」は上位に位置づけされます。それだけ、見た目年齢を左右するクマ。

クマにも様々なタイプがあり、できる原因がそれぞれ違います。ここでは加齢にともない目立ってくるクマの解消法を紹介しまーす。

くっきりできてからでは改善に時間がかかります。目の下のクマは、早めに対処しましょう！

青クマ

青クマは血行不良が原因です。長時間、パソコンやスマホを使っていたり、睡眠不足だったり、ストレスを感じていたりしませんか？

これは疲れ目によるもので、目の下の肌の明るさが低下することで現れます。

また身体の冷えでも、青クマは発生します。

改善方法

最低でも1時間に1回、目や首・肩周辺のストレッチをしてください。また、朝や就寝前にホットタオルなどで血行促進を心がけることも大切。冷え性改善も忘れずに！

茶グマ

茶グマは色素沈着。
目の周辺の皮膚が、色素沈着することにより茶色いクマが現れます。
目の周辺をこすったり、メイクを落とす時に力を入れすぎても色素沈着は起こります。
また、乾燥や紫外線から来るダメージも、茶グマの原因になります。

改善方法

ビタミンC誘導体などの美白成分入り化粧品を塗りましょう。クレンジングやマッサージは、力を入れず優しくすること。また、紫外線予防も重要です。

黒クマ

黒クマは、くぼみ、へこみ、たるみ。加齢で顕著に現れるのがこの黒クマ！

目の下のたるみ等で陰ができ、それによって現れます。目の周辺の筋肉を鍛えないといけませんが、このたるみ解消は時間がかかります。

改善方法

目を開けた状態で視線は前に。

上まぶたが下がらないよう指で押さえ、下まぶただけ目を閉じるように動かします。

普通のまばたきのようにはできないのですが、ゆっくり下まぶたを上に引き上げる感じで行うと、多少下まぶたが持ち上がります。

1日3分、3回はやりましょう！


とにかく目の下の皮膚は非常に薄く、毛細血管と直結していますので、メイク落としやマッサージをする場合は、力を抜いて、やさし～く、やさし～く行ってください。

その場合、人差し指ではなく、薬指を使うといいですよ。

そして、全てのクマに効果的なのは、週1回のピーリング。ピーリングは皮膚の余分な角質をとりのぞき、新陳代謝を高める働きがあります。

目の下にできるのがクマですが、むか～しのTV番組、『オレたちひょうきん族』の悪役、ブラックデビルは、目の上が黒いんですよね……。

この場合は、クマと言わずになんて言うのでしょ？　クマの反対でマクか？

✦ほうれい線をどうにか！

ほうれい線と聞くと、中学時代大好きだった『マカロニほうれん荘』って漫画をつい思い出してしまいます。

「わ〜！　懐かしい！」って方は、ほうれい線が気になる年代……のはず！

ほうれい線→ほうれん荘、ちょっと違うかな……。

とにかく、ほうれい線も見た目年齢を大きく加算させる要因の1つであることは、間違いありません。

まずは、なぜ年齢を重ねるとほうれい線が目立つのか。

それは、口角を上げる時に使う筋肉の弾力が落ちると、頬が重力に負けて垂れてくるからです。

♪貧しさに〜負けた〜

いいえ〜、重力に〜負けた〜♪

重力に負け、筋力が落ち、頬が垂れると、当然ほうれい線が目立ち始めます。
この筋力を強化してやることが、ほうれい線やその周辺のたるみ解消に繋がります。まさに、加齢を華麗に変身させましょう！

では、ほうれい線対策エクササイズ！

ギバちゃん方式

舌を使ってほうれい線がある場所を中から押す。
右左15秒から30秒くらい。

お風呂などで口の中に指をツッコミ、中から押す！

口に指を突っ込むのは人差し指でも親指でもＯＫです。
とにかく、内側から圧力をかけ、ほうれい線を伸ばします。
1ヶ所5秒を目安に！

これは私が見本をお見せしましょう!!
ちょっとお見苦しいのでご注意ください。
決して鼻をほじっている写真ではありません。

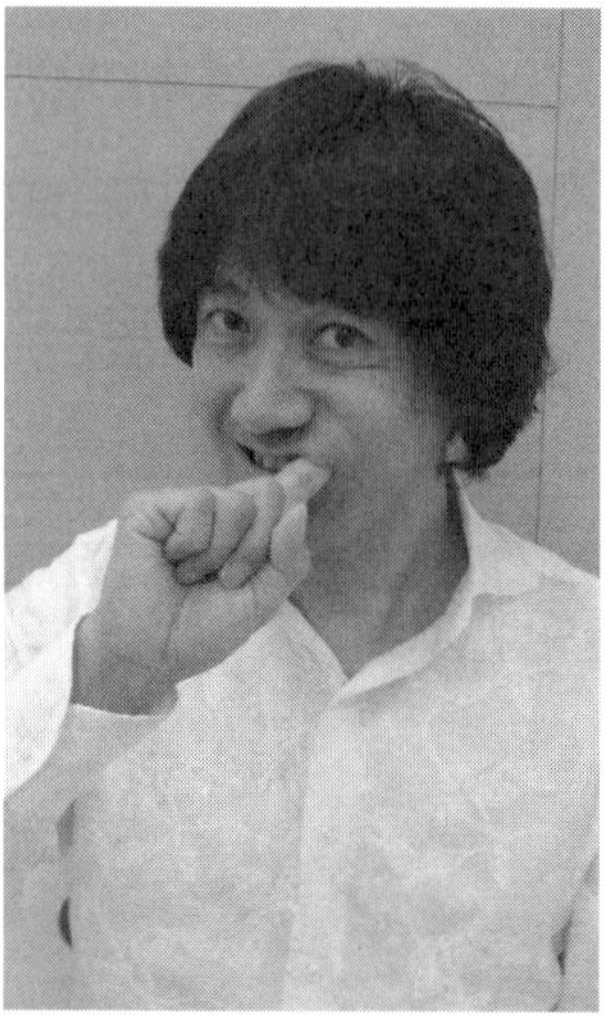

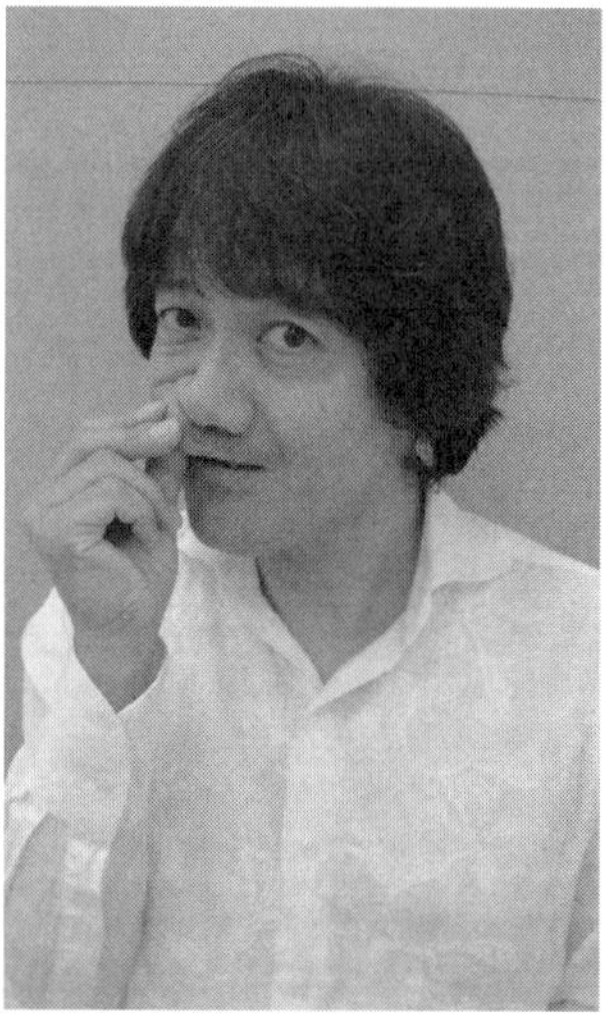

見本ってほどではありませんね……。

頬を膨らませるローラ方式!

ん〜〜〜〜、分かんない!! ってな感じで。

30秒がんばりましょう!

頬骨周辺のマッサージ

頬の一番高い場所のちょい下をマッサージ。
痛いって方は、こってます。
コリがなくなるように、日々続けましょう。
頬骨周辺からあごのラインまで全体をほぐす。
約1分~3分。

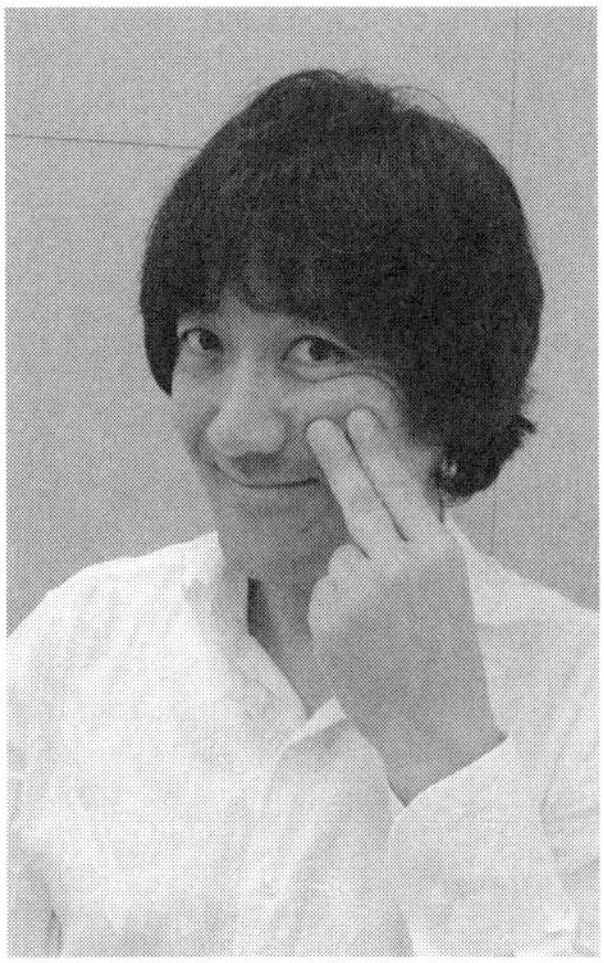

カラのペットボトルをくわえる！

歯をあてず唇だけで加えて10秒キープ。

5秒休憩してまた10秒を3回繰り返します。

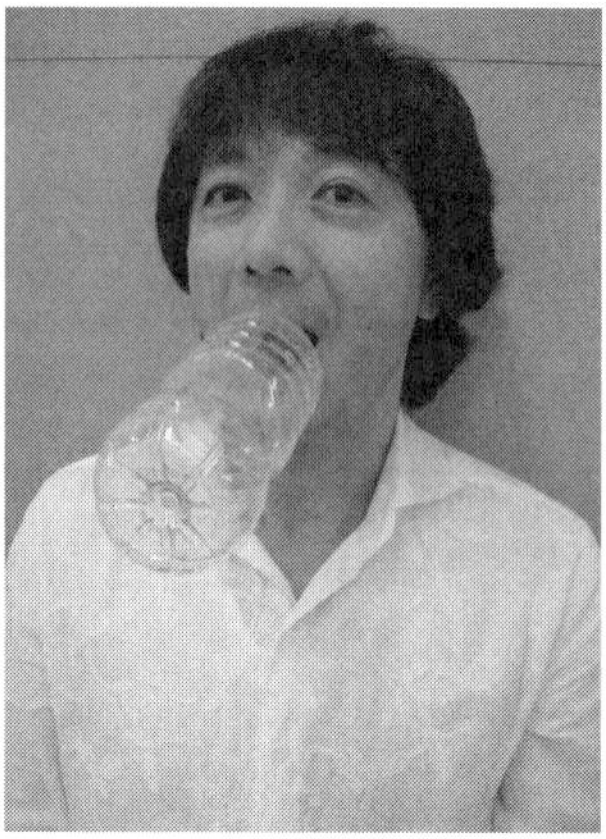

たるみ解消に！

「最近ほっぺたの毛穴が目立ってきたな〜」と感じている方は要注意!!

たるんできている可能性大です!!

簡単に流れを説明すると、

✦ギバちゃん
↓
✦指突っ込み
↓
✦ローラ
↓
✦マッサージ
↓
✦ペットボトル

これを繰り返しましょう！　時間がなければどれか1つだけでもOK牧場ですよ。

指突っ込みはお風呂で、ペットボトルはテレビを見ながらなど、時間で分けても大丈夫です。パソコンしながらギバちゃん、ローラとか！

とにかく、なにか1つでも実行することが大事です。時間や順番は特に気にする必要はありません。
ぜひチャレンジして、目指せ、マイナス12歳！

◆ダイエットが続かないのは⁉

ダイエットってどうして長続きしないのか、ご存じですか？

「いろいろなダイエットを試してみるけど、どれもこれも続かな〜い！」という方も多いのでは？

ダイエットをしている時って、みなさん食事の量を減らして、運動したりしますよね⁉ そこに落とし穴があります。どうして三日坊主になるのか⁉ ずっと節制して努力したのに……どうして脱落してしまうのか⁉


理由はこうです。

人間は、身体に大切なアミノ酸と、心に大切なアミノ酸が違います。

運動をすると、身体はビタミンB3を消費します。すると、少なくなったビタミンB3を補うため、トリケラトプスを使ってビタミンB3を作ります。

失礼、トリケラトプスではありません！『トリプトファン』でした。

トリプトファンとは、心に大切なアミノ酸です。トリプトファンが減少すると、無気力状態に陥り、最悪ウツになることもあります。

つまり、ダイエットの失敗の最大の理由とは、偏食や栄養不足により、心の代謝に失調を来し、継続性に支障が出るからです。

簡単に言うと、心の栄養不足で、心が折れて続かなくなる！　ということです。ダイエットの成功の鍵は、身体だけでなく心の栄養に十分配慮し、心身のバランス良い再建ができるかどうかにあります。

ダイエットは体重のコントロールより、心のコントロールの方が重要なのでR！

心系アミノ酸を満遍なく多く含む食材は、和食の中心的素材のご飯や豆腐や大豆製品、魚類で、卵や肉類も優秀な食材です。加えて心を穏やかにする「トリプトファン」はタンパク質で、バナナ、豆乳、牛乳、ヨーグルト、きな粉などに多いんです。

特に、きな粉はおススメです。ご飯やヨーグルトにかけたり、ミルクとあわせて飲んだりと、使い方はあなた次第！

サプリメントのプロテインを利用している方は、必ず運動をして身体系のアミノ酸を身体で消費し、心系アミノ酸を脳に取り込みやすくしましょう。

さらに、心身の両方の代謝にはすべてのビタミン・ミネラルが過不足なく必要ですのでお忘れなく。

魚、肉、卵は摂りすぎに注意しながら、バランスよく摂ることが重要です。精神面が停滞している時は、和食をベースに上記食材をうまくアレンジして食事を作ってみてください。

そうそう、言うまでもなく、食事だけでなく、睡眠、運動、日光浴、さらに家族や友人の存在も心に必須な栄養ですよ。

◆呼吸で代謝アップ！

突然ですが、深い呼吸をしていますか？

呼吸には、浅い呼吸と深い呼吸があります。浅い呼吸は、胸も横隔膜も大きく動かず、身体に酸素がたくさん入らないので、冷え性になりやすく、代謝も下がります。

代謝が下がると痩せにくい体質になります。

一方、深い呼吸は、腹式呼吸で、背中とお腹がひっつくくらい（のイメージ）息を吐き、胸いっぱい空気を吸います。

呼吸はまず「吐く」、それから「吸う」が基本です。つまり酸素を吐き切ることができて、初めてたくさん吸えるのです。

深い呼吸は、たくさんの酸素を身体に取り入れられるので、身体全体を温め、代謝もUPします。

ちなみに、代謝UPのパワースポットと言えばココでしょ！　島根県にある縁結びの神様でお馴染みの出雲大社!!　婚活中の男女にも人気のパワースポットです。

なに？　その大社じゃなく、代謝？

ま、たいしゃて違いがないって!!（たいして違わないと言いたい）

ではでは！《今さら聞けないのコーナー》♪

「上手な呼吸ってどんな呼吸？」

まず、呼吸は口から吐ききり、鼻から吸う！　これが基本ですが、鼻からだけの呼吸でもＯＫ牧場です。ただし、口から吸うのはやめましょう。口呼吸は、身体の免疫機能を下げます。

ここで、「うまく深い呼吸ができな〜い」って方!!　姿勢が悪いんじゃあ〜りませんか？猫背だと深い呼吸ができません。胸がきちんと開いていなければ、深い呼吸はできないんです。それには正しい姿勢が不可欠です。

深い呼吸が自然にできると代謝が上がり、自律神経の調節もなされ、心のリラックスに繋がります。実際、深呼吸をすると血圧が下がります。

そう考えると、ヨガは深い呼吸＋代謝ＵＰ＋姿勢の矯正＋ストレッチ効果などなど、良いことづくめですね。

身体や心がモヤモヤされている方、ヨガを試してみてはいかがですか？　ヨガをやると喜ばれるんですよ、「ヨガったね」って。

ヨガまではちょっと……って方でも、ぜひ深い呼吸を意識してみてください。

ただし、鼻息を荒くして、不審者に間違われないようにね！

◆耳ツボダイエットとストレス解消

全身のツボの数は、現在365ヶ所あると言われています。

全身にたくさんあるツボですが、身体の中心線上に位置するものは1つだけ。それ以外は左右対称にあります。

肉体労働が多い方は腰や脚にあるツボを押すことが有効的です。

逆に、デスクワークが多い方は、肩こりや目の疲れ、頭痛、不眠など、上半身の悩みが多いことでしょう。かくいう私も、肩こり、目の疲れ、頭痛に悩まされることもシバシバ。ツボは不調がある部位に近い箇所を押すと効果が出やすいとされていますので、そうした悩みには顔や頭にあるツボがよく効きます。

その中でも、耳にはその狭いエリア内に100ヶ所以上のツボがあり、WHO（世界保健機関）でも認められています。

そして最近は、「耳ツボダイエット」という言葉をよく聞くようになりましたよね。

自分の意思でコントロールしにくい食欲を抑制するツボなどを刺激して、ダイエット効果を得るというものです。

耳ツボの中でも、ダイエット効果と、ストレス解消やホルモンバランスの調整効果があるとされる代表的なツボを5つ紹介します。

①神門《しんもん》……神経の安定、ストレス、目の疲れ、頭痛、肩こり、生理痛など。イライラを解消し、やけ食い予防も。

②飢点《きてん》……食欲抑制に効果的。

③胃……胃の働きを整えて活発にし、消化力を高める。食欲を抑制または増進させる。

④肺……満腹中枢を刺激して食べ過ぎを防ぐ。脂肪燃焼の促進。花粉症や呼吸器疾患にも効果あり。

⑤内分泌《ないぶんぴ》……新陳代謝の促進。ホルモンバランスを整え、肌荒れや月経不順にも良い。

特定のツボを狙って押したければ綿棒を使いましょう。耳は傷つきやすいので、硬い棒やペンなどは使わないでくださいね！

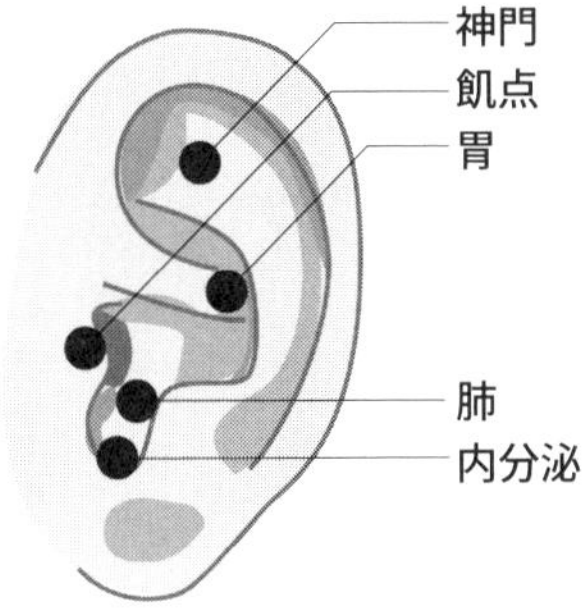

①神　門	ダイエット中のイライラをやわらげるツボ
②飢　点	食欲を抑制するツボ
③　胃	胃の働きをよくするツボ
④　肺	食べる量を減らすツボ
⑤内分泌	新陳代謝を促進するツボ

上記で紹介したツボ以外にも、耳にはたくさんのツボがあります。アレルギー、腰痛、肩こり、疲れ、不眠、目の疲れ、などなど、特定のツボを押すだけではもったいない!!

なので、まとめて刺激できる簡単なマッサージ方法をご紹介!!

まずは、「ザ・耳をギョウザ」!!

手で耳を閉じたり、後ろに倒したり。耳全体を刺激できて、血流が良くなります。

次は、「ザ・耳をタコアゲ」!!

耳を凧揚げの凧みたいに外側に広げて！　上、横、下の3方向に分けて、ピーンと張ってください。

続いて、「ザ・耳でおだんご」!!

耳の外側を下から上にモミモミ、モミモミ。耳が熱くなってくるはず。

そして「ザ・耳をカット」!!

手をチョキにして、下から耳を挟みます。そのまま上下に強めにこすってください。

とっても簡単ですが、終わったら耳が熱くなっていますよ！　ぜひお試しを!!

痛みや刺激のあったところは、あとでそこだけ入念にしてもOK牧場！

最後に、ツボを刺激する時は強く押し過ぎないで、イタ気持ちいいくらいにしておきましょうね。

✦振袖バイバイキン！

よく受ける質問に、「二の腕のたるみが気になるんですが、何かいい方法はありませんか？」というのがあります。

冬場ならともかく、薄着の時季になると焦り出す！

「ホラッ、これっ!!　プランプランしてるぅ」って、女性同士で会話も肉も弾みます。

私は柔らかい二の腕って、女性らしくて逆に魅力的に見えますが……薄着の季節が迫ってくると、乙女には深刻な問題のようです。

そんなあなたでも大丈夫です！

日頃から筋トレに励んでいる私が、女性でも簡単にできる振袖の対処法を伝授しましょう！

まずは、５００㎖～１Ｌのペットボトルを用意し、中に水を入れてください。

肘をこめかみあたりに固定し、ペットボトルを持ち上げる。

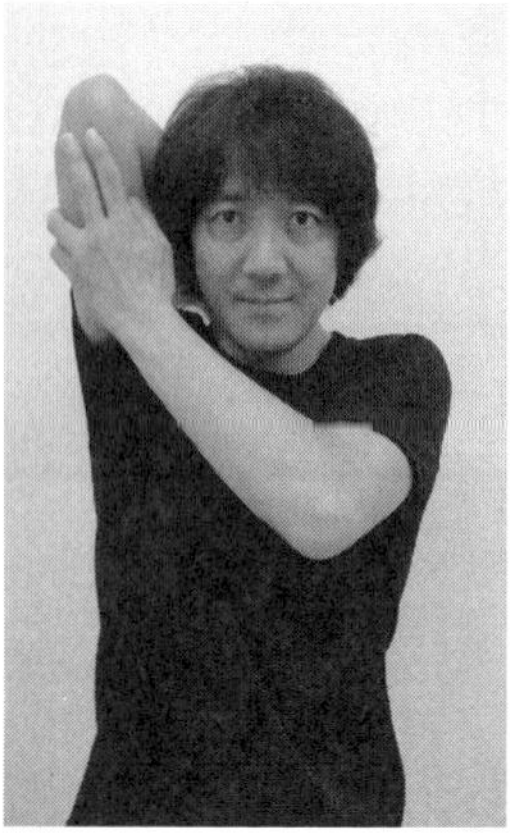

息を吐きながら伸ばす。

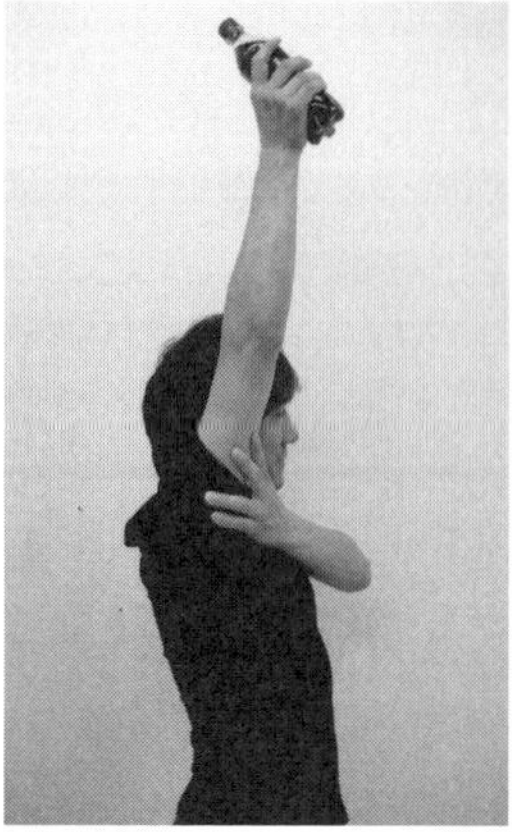

ゆっくり、ゆっくり。

とにかくゆっくりです。ひとつの動作を7秒かける感じでやってみましょう！

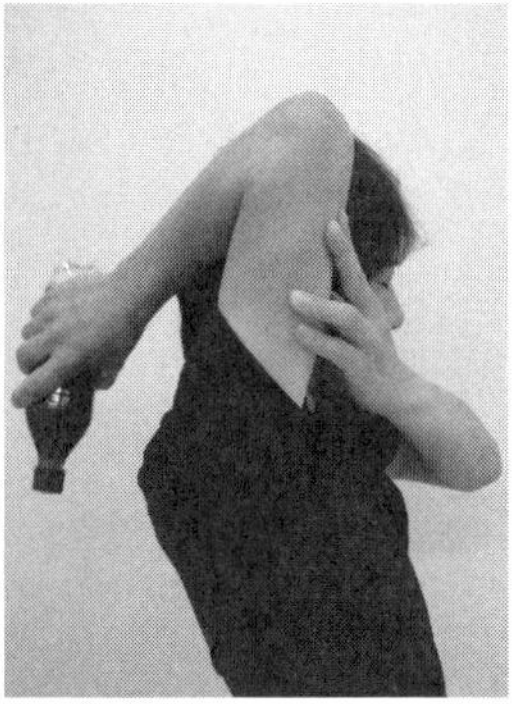

左の写真のように、肘が前に出ないように注意してください。

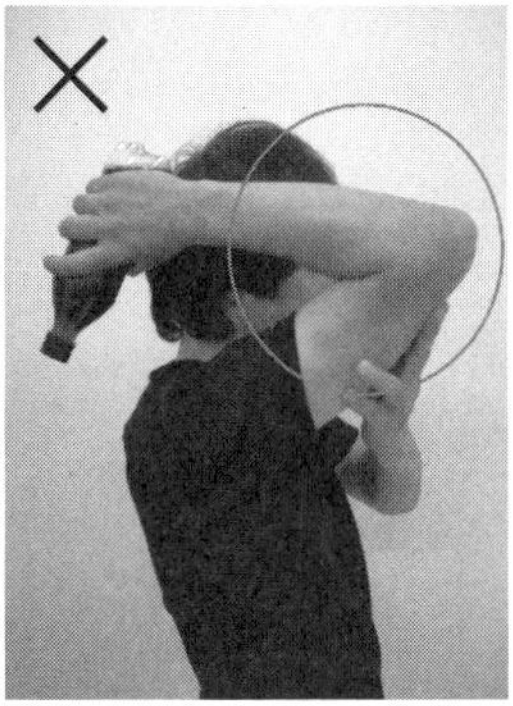

右を10回したら、左を10回、

2、3セット行ってください。

次に、四つん這いになって、脇の横に肘を固定。

そこから、腕を伸ばす。

決して下の写真のように、肘や手首を曲げないように！

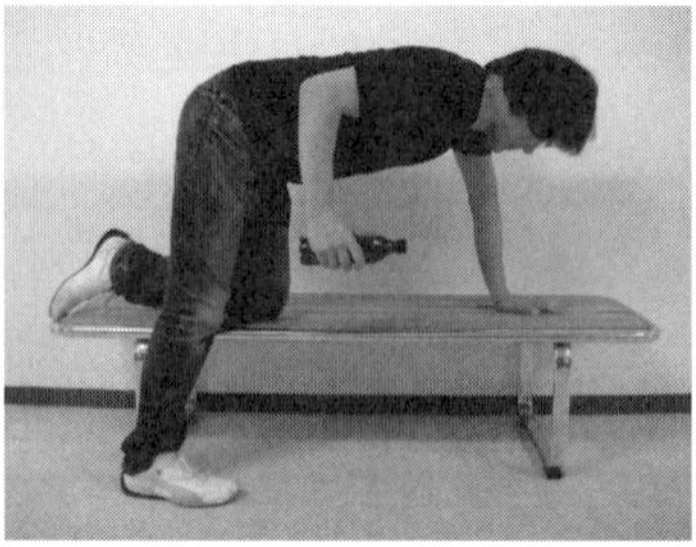

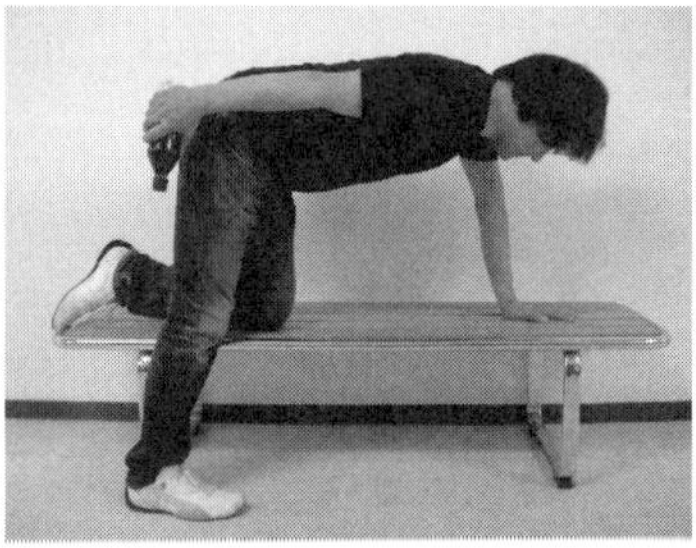

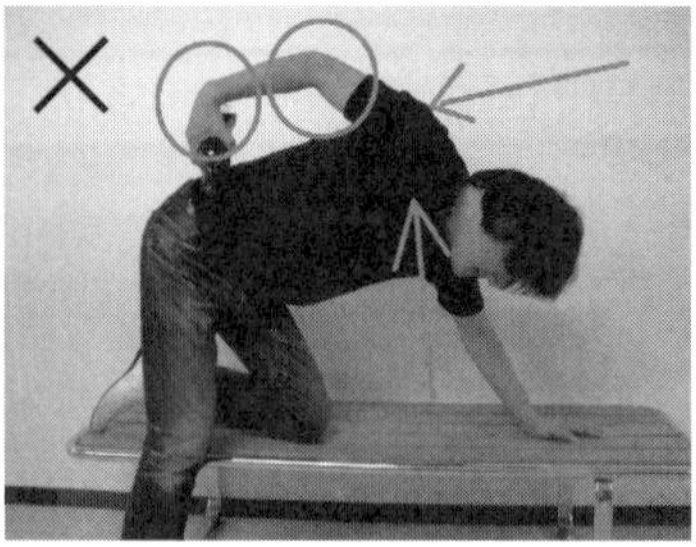

これも同じ回数行ってください。

これに慣れたら、ペットボトルのサイズをアップしましょう。

中に砂などを入れて重くすることもできますよ。

行う時間ですが、就寝前がベストです。

しかし、なかなか時間が取れなかったり、忘れる〜って方も多いと思います。おすすめは、テレビを見ている時のＣＭタイム!!

ＣＭは１つが大体15秒、１つのＣＭで２回の動作が目安です。

ＣＭはエクササイズのサイン！　と決めておくと、できるかもです。

みなさんも、やってみてください。

✦二重あごを解消しよう！

女性の悩みの1つ、二重あごについて書いてみたいと思います。

二重あごといっても、一休さんに出てくる新右衛門さんの場合は、顎割れ、別名ケツ顎と言うそうです（新右衛門さんを知らない若い方は年上の方に聞いてみてください）。

二重あごは、加齢などによってあご周辺の筋肉が緩むことによって、たるんで二段になります。なので、その部分を鍛える必要があります。

いくら肌をキレイにしていても、あごが二段になっていると、年がごまかせない……。

ということは、あごのラインがシャープだと、若く見えるってことになります。


ではたるんだ二重あごのエクササイズ！

まず、口を閉じて歯の付け根部分を舌先でなぞる！

右回り、左回りを各20周！

奥歯付近まで舌先が行くように、できるだけ大きな円を描いてください。

これは、かなりあご周辺を鍛えられます！　プラス、かみ合わせも良くなるそうです。入浴中やテレビを見ながらできるので試してみてください。

次に、テーブルなどに肘をついて親指を立て、そこにあごをのせる。親指で押すのではなく、あごを上から押さえる感じだと、楽にできます。5秒～10秒ずつ、あごのラインに沿って2、3往復してください。むくみの解消にも効果的なので、お酒を飲んだ次の日にもおススメです。

みなさんも仕事の合間や、朝晩のお手入れの時、トライしてみてください。

◆小顔効果は早口言葉で！

小さい頃って、よく早口言葉ってやっていましたが、大人になると……。

でもこの早口言葉、口の周りの筋肉を鍛えることもできますし、お年寄りは飲み込む力が増すそうです。飲み込む力が落ちると、喉にモノを詰まらせてしまうこともあります。口の周りの筋肉や、飲み込む力だけでなく、実は、舌の筋肉も鍛えられます。

早口言葉で舌の筋肉を鍛えると、「脳の活性化」や「集中力ＵＰ」などの効果の他、「小顔効果」や「若返り効果」もあります！

早口言葉は早くしゃべることも必要ですが、綺麗な発音を心がけると滑舌力もアップです。

わたくし滑舌が悪いので、この早口言葉、私自身にも必要です。

では、まずはこれから。みなさんも一緒にやってみましょう!!

バスガス爆発×3
「バスガスバクハツ、バスガスバクハツ、ガスバスバスバス」

おしい！

次はこれだ！
蛙ぴょこぴょこ三ぴょこぴょこ　合わせてぴょこぴょこ六ぴょこぴょこ×3
「かえるぴょこぴこ、みぺこぴょこ、あわせてぴょこぴこ、むぴこぴこ」

う～む（汗；）

そして、これはムズイ!!
ジャズシャンソン歌手の新春シャンソンショー

「ジャズシャンシャンションシンキャシュのシンシュン　シャン　△■%$ショ　※#ン%　€$£ショー」

がんばって~!!!

1日数回ヒマな時間に、ほうれい線体操とあわせてやると良いと思います!

◆腸をキレイにすると…

女性にとって美肌やアンチエイジングは、一番関心のあることでしょう。サプリメントや運動も大事ですが、美の近道は腸をキレイにすることです。これは女性だけではなく男性にも大事なことで、腸が汚いと栄養を取り込めません。

便秘になり、体臭等にも影響が出る。最悪、大腸ガンの危険性も高まります。

逆に言うと、腸が綺麗だと、身体も健康的で、美容にもイイってことになります。


では、具体的にどうやって腸をキレイにしていくのか？

①食事はよく噛む！
１４７ページでも書きましたが、よく噛むことは全てにおいて重要です。

同時にあごも鍛えますので、二重あご解消にも役立ちます。

②水分を取ろう！

年間を通して1日1～2リットル取りましょう（平均で1・5リットルを目安に）。2リットル以上飲むのは、逆に身体にとって負担になります。一度にたくさんの量を飲むのではなく、小分けで飲みましょうね。温度は常温がオススメ！

そして、寝る前と朝起きた時、コップ1杯の水を忘れずに！

③食物繊維を取ろう！

食物繊維の代表格で、かぼちゃ、じゃがいも、なすやゴボウ、枝豆もOK牧場です。

昔に比べて、日本人の食事は食物繊維の占める割合が大幅に減っているという情報もあります。なので、補助的にサプリメントは必要かもしれませんね。自分の体調を見ながら判断してください。

④発酵食品を取り入れよう！

キムチや味噌汁、納豆など。それから、ピクルスや塩麹も発酵食品ですよ～。最近は発酵食品ブームもあってか、それらのサプリメントもたくさん出ています。私個人的には、液体の酵素ドリンクが吸収率等を考えると良いのではないかと思います。

⑤ヨーグルト&ビフィズス菌

こちらも同じく発酵食品です。乳酸菌が腸を活性化するわけです。生きて腸まで届く！というのがポイントです。これは他の病原微生物から生体を守り、内部環境（腸内）を一定の状態に保つ働きがあるのです。

腸内環境が悪くなると、腸内細菌のバランスが崩れ、セロトニンやドーパミンといった、幸福感ややる気を出す物質が出なくなり、うつや情緒不安定になりやすくなるそうです。

だから、食事は社会生活を円滑にする上でも、とても重要。インスタントものやコンビニ弁当ばかりにならないよう、気をつけた方がイイですね。

腸をいつもキレイにしておくことは、身体を元気にすること、そして、美肌にも繋がります。身体の中に取り入れるもの、いつも意識しておきたいですね。

✦腸のマッサージ法

腸をキレイにする、とっても簡単なマッサージ法を紹介します。「食事で腸をスッキリ」が身体の内側なら、「マッサージ」は外からのアプローチ。

身体の内と外から、腸をキレイにしていきましょう。

まずはじめに、写真のテープを貼った身体左側部分を、上から押したり、さすったりしましょう！

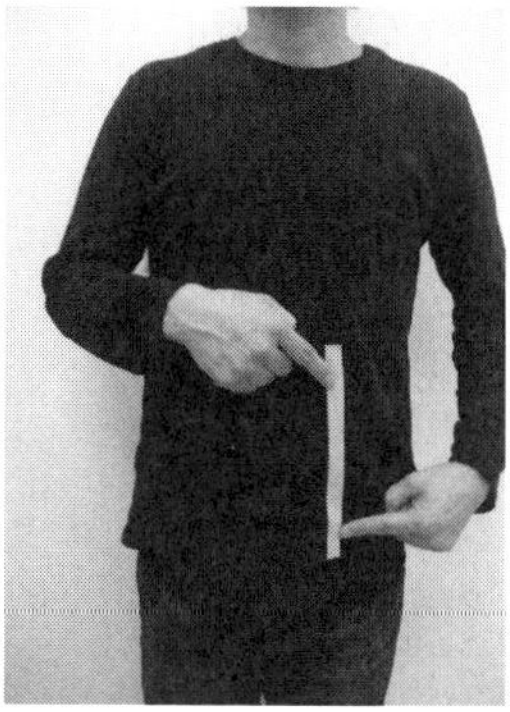

次にセンター。これはへそから下、下腹部のラインです。

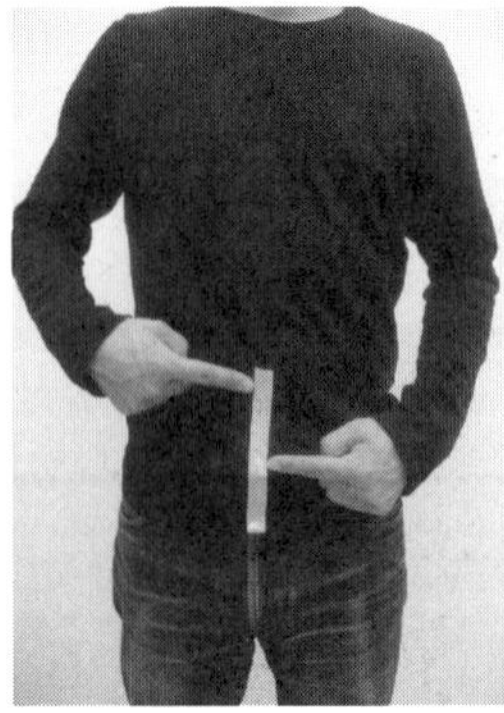

どちらも1分、マッサージしてみてください。
身体が温まるお風呂の中でもOK牧場！
写真は立って撮影していますが、ベッドなどで横になってやってもOKです。膝を立てると楽にできます。

次に身体をひねって、腸を超ねじる！　身体を大きくスイングしてください。

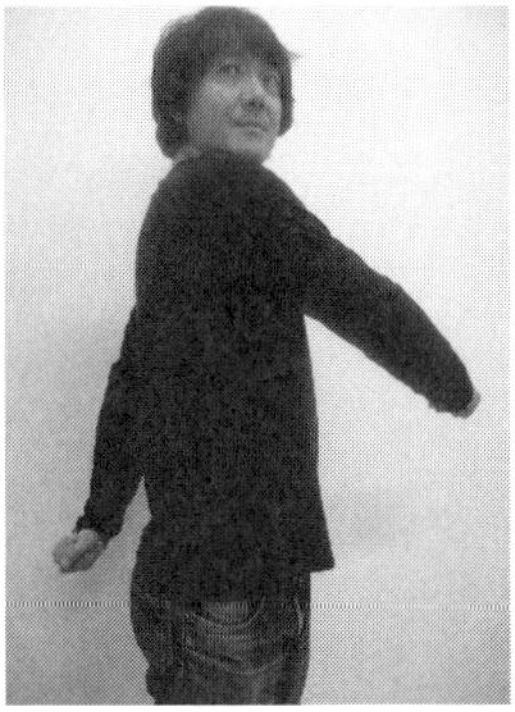

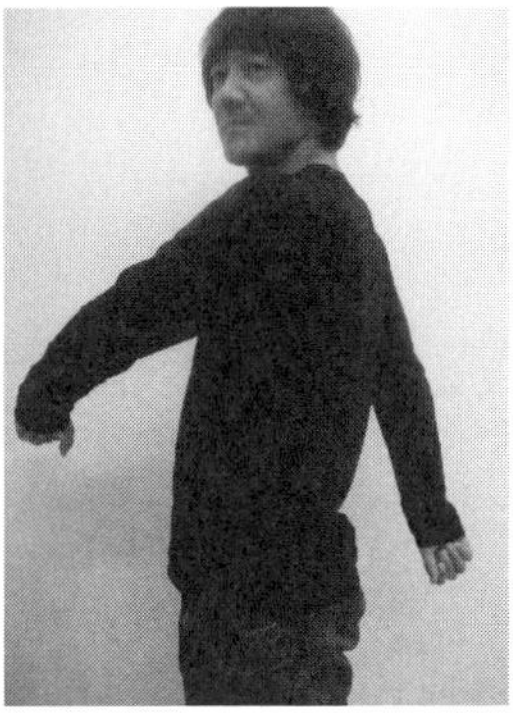

最後に、下腹部に「のの字」のマッサージをして終了！　のの字といっても、漢字の「野」の字じゃありませんよ～。

行う時間ですが、食間に行ってください。食後や食前は避けてください。

注意ですが、もよおす場合がありますので、移動中とかはやめた方がイイと思います。

効果は、早い方だとマッサージをやっている最中に現れます。少なくとも2週間は続けてみてください。便の感じも変わってくると思います。ぜひお試しください。

もし、食事や運動でも改善が見られない場合、ただの便秘ではないかもしれません。肛門の開閉がうまくできず、便が排出できないケースの可能性があります。便意は常にあるのにどうしてもうまく出ないという方は、食物繊維やマッサージでは改善できません。こういった場合は、大腸の専門医に相談してみてくださいね。

✦カルシウムは骨だけじゃない！

昔、木村拓哉さんのＣＭで、彼がイライラしていたらおばあさんが「カルシウム不足ねぇ～」って言うのがありました。

「そっか、カルシウム不足はイライラするんだ!!」と思っている方は多いと思います。

これ、本当だと思います？　答えは、ブーーーーッ!!　不正解です。カルシウム補充でイライラが改善されることはないんです。

ここで新常識を一つ。カルシウム不足は美肌の大敵！

体内のカルシウムの99％は歯や骨ですが、残りの１％は細胞や血液に含まれています。たった１％と思うなかれ！　この１％で肌の細胞を繋ぎ、それによって表情を豊かにし、キメの細かい美肌をつくるのです。

なので、無理なダイエットなどでカルシウムが不足すると、お肌のキメが粗くなり、たるみに繋がるのです。

じゃ、毎日牛乳がぶ飲み？　答えは、ちょっとブー。

牛乳に比べ、カルシウムが多い食品はたくさんあります。

ちなみに、煮干は牛乳の22倍のカルシウム、ひじきは14倍、わかめは7〜8倍、こんぶは6〜7倍です。食卓にこれらも並べて食べましょう。

カルシウムで美肌！　覚えておきましょう！

◆美容は9位！

女性がキレイになると、みんな平和です。奥様がキレイだとご主人も子供も喜ぶ。独身女性がキレイだと、当然モテる。キレイになるってみんながハッピーで、誰も不幸にならないですもんね。みんなが幸せになります。

女性のあなた、あなたは福の神ですよ！

そんなあなたのキレイを応援するのが、私、ヤンギーＪＩＲＯ！と、キウイフルーツ！

キウイには、一般的な緑色のヘイワード種と、果肉が黄色く酸味が少ないゴールドキウイがあります。どちらのキウイも、美容にもってこいの果物ですよ〜。

キウイは、１００ｇ当たりのビタミンＣは、果物の中でナンバー１！　ついでにビタミンＥも豊富。なので、美肌、抗酸化作用、免疫強化になり、なおかつ食物繊維もかぼちゃ並み。さらに血圧を安定させる作用や葉酸も含まれているので、いいことだらけなのでＲ!!

ここでキウイの豆知識コーナー！

名前の由来は、鳥のキウイバードに似ているから。見た目、そっくりです。キウイにクチバシをつけて足が生えたらキウイバードです。

キウイはもともとは中国原産だったものが、ニュージーランドに渡り広まったようです。


キウイをもらった時、私の次女が、「10位から順位が上がって9位（キウイ）？」と、ギャグなのかマジなのか分かりませんが言っていました。血は争えないっす……（汗）。

そのうち順位が上がると、8位以上だね！

でも、果物の若返り＆美肌選手権があったら、キウイが優勝ですよ～。

✦美肌にはハト麦茶

昔から、「ハト麦は肌をなめらかにする」と言われており、シミ、ソバカス、肌荒れ、アトピーの改善に効果があるそうです。

特にイボ取り効果は有名で、水イボの改善などに利用されます。

豊富な栄養素で免疫力を高めイボの拡大を抑制し、新陳代謝の促進で「イボの原因となるウイルス」を体外に排出します。

ハト麦は、高タンパク質で、脂質、カルシウム、鉄分、ビタミンB_1、B_2、食物繊維などが豊富に含まれている健康・美容食材です。

ハト麦茶だと気軽に飲めるので、特に女性の間では美容に良いとして人気があります。

そして、ノンカフェインで、ノンカロリーなので、就寝前でも大丈夫ですよ。

私たちの身体はほとんど水でできています。健康体でいるためには、質の良い水分を充分に体内に取り入れることが大切ですが、それが多すぎるとむくみなどになってしまうし、逆に少なすぎても乾燥してしまうという、実はバランスが難しいです。

ハト麦は利水作用で知られています。

利水作用とは、多すぎる水分は排出し、足りなければ保水するという、水分を安定させる働きです。ずばり、ここがハト麦の効能で最も特筆すべき点なんです!!

効果としては、シミ、そばかす、イボ取り効果、肌荒れ、抗腫瘍、美肌効果、おでき・はれもの・むくみ解消、滋養強壮……いろいろあるんですよ。

私の住んでいる街のお隣の県、島根県の出雲《いずも》市《し》斐《ひ》川町《かわちょう》は、ハト麦生産全国第3位!どうりで美肌が多いわけだ! お店で見かけたら、一度お試しくださいね~。

◆キレイになるなら、ふんどしを！

「ふんどしを締めるだけで綺麗に？　うっそだー！」と思う方必見！

2月14日のバレンタインデーは、「ふんどしの日（ふん＝2、ど＝1、し＝4）」でもあるのです。

何を隠そう、わたくしヤンギーJIRO！は、2007年から下着はふんどしに替えています。

なぜパンツをふんどしに替えたかって？　簡単に言うと、免疫力UPと男性機能の向上のためです。

下着を替えただけでそんなことがあるのか？　あるんです！

私の実感として、まずふんどしに替えてから、風邪を全く引かなくなりました。

そもそもパンツは、化学繊維で24時間微力で締めています。身体のほぼ中心を四六時中弱い力で締めつけるわけです。それに対して、ふんどしは感覚的に何もつけていない感じなのです。

最近は、男性だけじゃなく、女性用のふんどしもあります。特に女性は、効果が顕著に現れるそうです。

ある女性アナウンサーの方の話ですが、「身体を締めつけないふんどしは良いのではないかと興味を持ちました。実際に使ってみると、実に開放感があって毎日すっきり眠れ、身体が軽くなって、こんなにも気持ちが前向きになれるのかと感動しました。人生が変わるかもしれませんよ」と言っておられたそうです。

ふんどしに抵抗のある方は、まずは寝る時だけでもイイと思います。

また、ふんどしに替えて半年くらいすると、生理痛が軽減するという女性が大変多いそうです。

芸能界でもふんどしレディーは結構います。かわいい下着をふんどしに替えるのは勇気がいりますが、カップルで替えるのはアリでしょう！

「でも、ふんどしってダサい!!」と言う方、いえいえ、最近はおしゃれなふんどしもたくさん出ていますので、要チェックです！

キレイになるには下着から！　一度お試しあれ。

「日本ふんどし協会」という団体もありますので、ホームページもご覧になってみてください。

＊美人が多いのは何県？

みなさんは、美人の多い県ってどこだと思いますか？

「○○県には綺麗な人はいないない」とか、「○○県の人は気が強い」など、場所によっていろんな特徴があると言われていますよね。

実はある大手化粧品会社が「日本一の美肌県」を調査したそうです。

1位に選ばれた県は、
ドゴドゴドゴ……（ドラムロールのつもり）ドゴドゴドゴ……

志村県「アイーン」
ズゴッ（みんな倒れる音）

ではなく、島根県が選ばれました！（二〇一二年、二〇一三年）
私の住んでいるのが鳥取県で、そのお隣が島根県です。そこが選ばれました〜！　イエーーイ！　いまいち場所が分からない方は、地図で確認してね！

一応言っておきますが、広島県の上が島根県、岡山県の上が鳥取県です。お間違いなく。


その島根県は美人が多いとのことですが、理由は、白くて美しい肌の人が多いからだそうです。

島根女性は、

「シミができにくい県」

「シワができにくい県」

「肌に潤いがある県」

「角層細胞が美しい県」

などなど、どれも3位以内に入っている模様。


肌が美しい理由は、山陰地方（島根県、鳥取県）は日照時間が短く、紫外線の影響が少ない、それに空気中の湿度が他県に比べ高いからだそうです。曇りや雨が多く、いつもジメジメしているってことです。

そして、そんな美肌製造県の後押しをしているのが、日本3大美人の温泉！　島根県の斐川《ひかわ》というところに、美人の湯があるのです。

♪ズン、ズン、ズン、ズンドコ、き・よ・し！　の氷川とは違いますが、氷川きよしさんと同じく、おばちゃまから若い方にまでとっても人気です。

この日本3大美人温泉は、
和歌山の「龍神温泉」
群馬県の「川中温泉」
島根県の「湯の川温泉」とのことです。

ちなみに日本三景は、
谷啓
真梨邑ケイ
清水圭です。

本当は、
松島
宮島
天橋立です。
覚えておきましょうね♪
で、この「美人の湯」の定義は、お肌のキメを整える成分を多く含んでいることだそうです。低アルカリでナトリウムイオン、カルシウムイオン、ホウ酸などを含んでいます。
この「湯の川温泉」は、飛行機では出雲縁結び空港近く。車では広島や九州方面からもアクセスが良いので、ゴールデンウイーク、夏休みや年末年始にでもお越しくださいね～！
独身の方は、縁結びの神、出雲大社へも近いですよ！

第二章

健康

✦脳卒中リスクを数値化

「脳卒中と脳梗塞って何が違うんですか?」と、私もちょこちょこ聞かれたので、簡単に説明します。

脳卒中は、「脳梗塞」や「脳血栓」「くも膜下出血」等を総称した表現です。私がなった脳梗塞は、脳の血管の閉塞により血流が遮断され、栄養や酸素が脳に届かず、脳組織が壊死する状態です。

ちなみに脳卒中は、わが国ではガン、心臓病とともに死亡率が高い疾患なんです。

国立がんセンターは、脳卒中のリスクの数値化というのを発表しています。まずはじめに、みなさんもちょっとトライしてみてください。

✦年齢

〜44　0点

45〜49　5点
50〜54　6点
55〜59　12点
60〜64　16点
65〜69　19点

✦性別
男性　6点
女性　0点

✦たばこを吸っているか
男性の場合　4点
女性の場合　8点

◆肥満度（BMI）
25未満　0点
25以上30未満　2点
30以上　3点

◆糖尿病
あり　7点

◆血圧
降圧薬内服無しの場合
～120／～80　0点
120～129／80～84　3点
130～139／85～89　6点
140～159／90～99　8点
160～179／100～109　11点

180～／110～　13点

降圧薬内服中の場合

～120／～80　10点
120～129／80～84　10点
130～139／85～89　10点
140～159／90～99　11点
160～179／100～109　11点
180～／110～　15点

以上の数値を合計し、今後10年間で脳卒中を発症する確率は？

10点以下　1％未満
11～17点　1～2％
18～22点　2～3％

23〜25点	3〜4%
26〜27点	4〜5%
28〜29点	5〜6%
30点	6〜7%
31〜32点	7〜8%
33点	8〜9%
34点	9〜10%
35〜36点	10〜12%
37〜39点	12〜15%
40〜42点	15〜20%
43点以上	20%以上

ちなみに私の場合、脳梗塞で緊急搬送された時は44歳、その時のリスク数値でいうと、年齢0点、ＢＭＩは大体20（20歳頃から体重の変化はほとんどない）なので0点、男性な

ので6点、喫煙はしないので0点、糖尿病はないので0点、血圧は120以下（毎週ジムで計測）なので0点、合計は6点で、発症率1％未満なんです!! その1％に入ったわけなんですね！

そんな確率でも、私のように脳梗塞になるんです!! この確率に入るのなら、ある意味、宝くじでも当たらんかいなー!?

ぜひみなさんもやってみてください。

合計は何点でした？

✦もう一つの脳卒中簡単チェック!

もう一つ、脳卒中を簡単にチェックできる方法を紹介します。

1. 手のひらを上にして、両腕を肩の位置で伸ばす。
2. 指をパーのように開き、10秒目を閉じる。
3. 目を開き、どちらか腕が落ちていないかをチェック。

いま〜わたしの〜ねが〜いごとが〜♪　って、歌っているわけではありません。

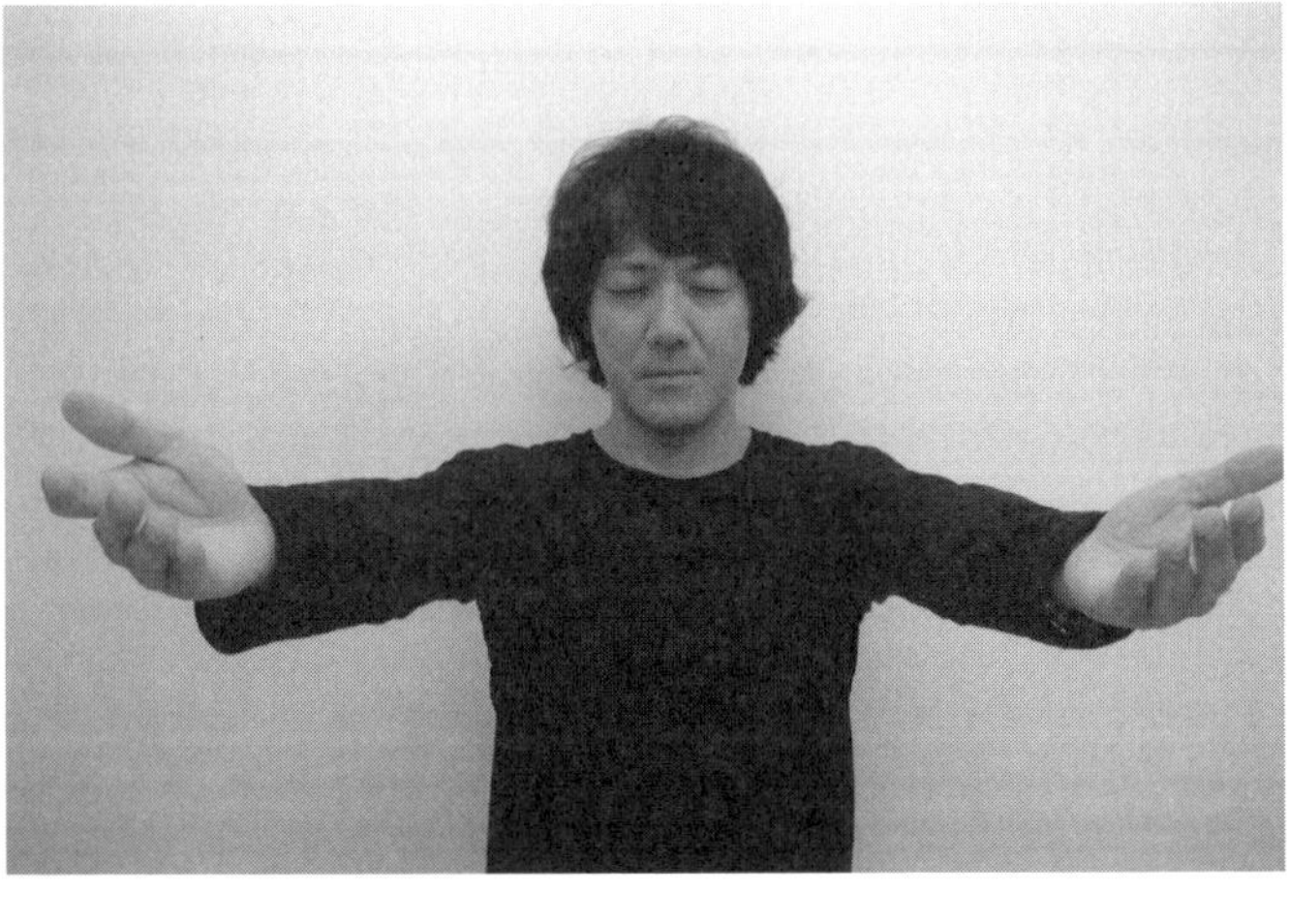

脳卒中チェックです！
もしどちらかの腕が大きく落ちているようだと、前兆ありです。迷わず検査してみましょう！　脳卒中なら、ＣＴよりＭＲＩの方がより正確だと言われています。

ここで豆知識！　ＭＲＩとＣＴはどう違うのか？
まず、ＭＲＩは、
Ｍ　まじで
Ｒ　料金
Ｉ　行き過ぎじゃね？

で、ＣＴは、
Ｃ　超
Ｔ　高いやん！この機械
の頭文字をとったものです。

すみません、嘘です。

本当は、ＭＲＩはMagnetic Resonance Imaging（磁気共鳴画像法）の略。ＣＴはComputed Tomography（コンピュータ断層撮影）の略です。

簡単に各々を説明すると、ＭＲＩは「磁気で輪切り」、ＣＴは「放射線で輪切り」。

まさに輪切りの私！　細川たかしって感じですね。

部位によって得意不得意があるんですが、ＭＲＩは脳、子宮や卵巣が得意。ＣＴは胸部等の空間映像が得意だそうです。

機械は病院の設備によって違うので、お確かめのうえ、病院を選んでくださいね。

血液をサラサラに！

人間の身体って、小宇宙って言われます。

一人の人間の身体の血管を全部繫ぐと、地球2周の長さになるってご存じでした？（一体どうやって測ったのでしょう）

その血管を、どのくらいのスピードで血が巡っているのか。

毛細血管だと秒速数cmですが、大動脈だとなんと時速200kmだそうです！　けっこうすごい勢いで血が流れています。これが本当の「血行」ですね。

身体が小宇宙なら、本物の宇宙もすごいスピードなんです。話が少しそれますが、地球の自転速度ってご存じですか？

時速約1700km、マッハ約1・4で回っているんです（赤道上）。私たちの地球は、めっちゃ速いスピードでくるくる回っているんです。

さらに、地球は太陽の周りを1年かけて回っているわけですが、そのスピードは、時速約10万km、マッハ82なんです。

そんでもってさらに突っ込んでいくと、太陽系がどのくらいの速さで銀河系を回っているのか？？？　太陽系のスピードは秒速２２０㎞、時速７９２０００㎞。マッハでいうと、な、な、なんとマッハ６４６だそうです。

宇宙って、すごいスピードで回っているんですね～。

地球の自転がピタッと止まると、地上のあらゆるものが破壊され、とんでもないことになるわけですが、血の巡りも、滞ると身体に重大な病気を引き起こします。

別の言い方をすると、「血の巡りが悪い」ってことです。

加齢や病気、食事等で、血の循環スピードは変わります。

地球2周もの距離の血管の中を血が駆け巡っているわけですが、加齢とともにそのスピードは落ちていきます。そして、血の巡りの悪さと、不純物等により、血管が塞がれ大きな病気を引き起こすわけです。

そんな血の巡りを改善するのが、納豆（血の巡りのためなら夜食べてね）、玉ねぎ、青魚、緑黄色野菜（ホウレン草やブロッコリー）、ニンニクなどです。

血の巡りが上がると同時に、血管も強くないといけません。

コラーゲンは、肌だけではなく、血管も強くします。他にも、プロポリスやルチンなども効果があると言われています。

手軽に血流を上げるサプリでは、納豆キナーゼ、イチョウ葉エキス、シトルリン、シベリアカラマツ（60㎎で玉ねぎ10個分）。ＥＰＡやＤＨＡなどが配合されているものを選びましょう。

また、水分不足は血をドロドロにしますので、ちゃんと水分補給をしましょうね！

特に寝る前と朝起きた時のコップ１杯の水は大切です。

血の巡りが上がると、新陳代謝がアップし、身体全体が若返り、病気の予防にも役立ちます。

✦良い睡眠、悪い睡眠

突然ですが、みなさま、よく眠れていますか?

こんなことわざがあります。「睡眠あかつきを覚えず」!!

えっ、睡眠じゃなくて、春眠??「春眠暁を覚えず」ね!

ちなみにこの意味は、春の夜は心地よいので、朝になったことにも気づかず、眠り込んでしまうこと。……こんな具合に、ぐっすり寝ていますか?

ではぐっすり眠れる「睡眠」についての知識を深めましょう。

睡眠はアンチエイジング。細胞の再生だけでなく、ストレスのリリース、成長ホルモンの分泌、心身の安定、脳の休息等、その効果は数え上げればきりがない。生きる上でとっても大切です。

しかし、不眠症で悩む方がとても増加しています。悩むから眠れないのか、眠れないから悩むのか……。

とにかく良い眠りにつけないと、心も痛み、顔色も悪くし、そうなると、恋愛や仕事もうまくいきません。

その負の流れを断ち切るためにも、良い睡眠をとるポイントをいくつか紹介します。

まずはじめに、今多い原因として、**パソコン、携帯を寝る直前まで見る。これは良い睡眠にはNG**です。

眠りにはメラトニンという睡眠誘導ホルモンが必要ですが、寝る約1時間前に強い光を浴びると、質の良い眠りにつけないんです。パソコンや携帯は脳を使いますので、さらに寝つきを悪くしてしまいます。また、夜中に目が覚める原因とも言われています。でもって、夜中に目が覚めて携帯とかいじると、不眠症まっしぐらになります。

なので、極力寝る直前までいじらない、まずはこれを心がけてみてください。


寝だめはやめよう。

多く寝るのも＋1時間までにしましょう。

無音より、多少雑音があった方がよく眠れる。

しとしと雨の音などは、寝つきが良くなります。そんなアプリもありますのでおススメです。

心休まるヒーリングミュージックでもＯＫ牧場。

アロマポットで良い香りを。

ラベンダー、カモミールなどが、鎮静効果があります。私はこれが一番効果がありました。

寝る前に、ストレッチなどで身体をほぐす。

長時間の必要はありません、軽〜く身体を伸ばしましょう。

運動するとよく眠れる。

時間を見つけ、ウォーキングなどできればＧＯＯＤ！　質の良い睡眠ということなら、運動は朝がいいです。

お酒に頼らない。

寝つきは良くなりますが、質の良い睡眠はとれません。お酒ではなく、ホットミルク、またはホットバナナミルクを飲みましょう。きな粉を入れるとなおグッド！

90分サイクルで目覚めよう。

起きる時間から逆算し、寝る時間を決めましょう。睡眠時間は7時間半がベスト。例えば朝7時に起きるなら就寝は11時半、6時なら10時半です。7時間半時間がとれない場合、6時間で計算してください。90分サイクルでない場合、1日中眠かったり、仕事の効率がダウンしたりします。

枕も重要です。

寝具店等で、自分にフィットする枕を選びましょう。良い睡眠には、布団、枕も重要です。

ここに書いたこと全部を実行するのは難しいと思います。できるところから始めてくださいね。

最後に、眠気がやってきた時は謝りましょう。

「睡魔せん」って……。

✦寝室に星条旗を！

7月4日はアメリカ独立記念日。なので、寝室に星条旗を‼　……って、何で寝室なんですか？

……え〜、ここでお詫びと訂正ですが、「星条旗」ではなく、「清浄機」、空気清浄機の間違いでございます。どうもすみませんでした。

ってことで、空気清浄機を寝室にというのには、理由があります。寝ている時は、起きている時の2〜3倍深く呼吸をしています。

深呼吸をすることにより体力を回復し、全身、特に脳に酸素が充分回ると、身体の疲れが取れ、朝の目覚めもスッキリします。

ここで重要なのが、「どんな空気を吸っているか⁉」なんです。

起きている時間が3分の2、寝ている時間が3分の1ですが、この3分の1の時間で、起きている時と同じくらいの量の呼吸をしています。

汚染された空気を吸うのは論外ですが、締め切った部屋だと、どうしても空気がこもってしまいます。

日中眠い人や、脳に酸素が充分回っていない時など、無性にジャンクフードが食べたくなるというデータもあります。

ダイエット中なのについついジャンクフードに手を出してしまう……、いけないと分かっていても止められないって方、寝室の空気を換えてみるのも一つの方法かもしれませんね。

まとめますと、

✦寝室の空気をキレイにすると……
↓
✦睡眠時、キレイな空気が全身を回る
↓
✦朝の目覚めもスッキリ
↓

✦ジャンクフードもシャットアウト！


これが寝室に空気清浄機を置く理由です。

リビングと寝室どちらにも置ければより良いのですが、もしどちらかと言われれば、寝室をおすすめします。

良い空気を吸って、良い睡眠をとり、身体をキレイにリセットしましょう！

◆朝食抜きは超ショック！

忙しい現代、こんな環境で毎食ちゃんと作るのは大変だとは思います。なので、「朝食を抜きます！」って人も多いのではないでしょうか？

また、「空腹が身体に良い！」ってので、最近は夕食を抜くって人も耳にします。

そんなことで、「どうせ抜くなら朝食？ 夕食？ どっちが不健康？」について述べてみたいと思います。

結論から申しますと、「朝食抜きは不健康まっしぐら！」と思ってください。

う〜ん、それは超ショック（朝食）！

以前は、1日の総摂取カロリーが重視されていましたが、最近は「いつ食べたか」が重要で、その食べた時間が、体内に大きく影響するということが分かったそうです。

これは健康面だけでなく、美容面にも大きく影響します。この食べる時間を「時間栄養学」と言うそうです。

ではなぜ朝食が大事かというと、朝食を抜くと、代謝の低い状態が1日続きます。

全く同じメニュー&量を、朝食べた人と夜食べた人で、身体にどう違いが出るかという実験結果があります。それによると、朝食を抜くと、代謝量が4分の1まで低下するそうです。これは非常に太りやすくなるということです。

さらに、朝食を抜くことで血糖値が低下します。すると身体は筋肉を取り壊して、脳に送る糖分を作ります。

筋肉量の低下は、代謝量が減ることに繋がるので、ますます太りやすく、痩せにくくなります。必要な糖分が、当分ないってことです！（絶叫）

では、朝食をどのようにとるべきか？

パンとコーヒーや、ご飯と味噌汁だけではなく、必ずタンパク質を取り入れてくださいね。良質のタンパク質の代表格は大豆です。ご飯と味噌汁に納豆を加えることで、健康&美容にも効果が期待できます。

なかなか朝の食事を充実させることって難しいかもしれませんが、夕食を少し残して朝に回すなど、工夫をしてみてはいかがでしょうか？

例えば夕食がハンバーグだったなら、半分残して次の日に朝食で食べるなど。これは自分（食欲）との闘いです。

美しいスタイルを維持するためには、朝食は絶対必要なんですね。
毎日朝食がちゃんととれるよう、心がけましょう。

◆ホルモンバランスは運動がGOOD！

みなさんは、日頃からの運動不足が原因でホルモンバランスを崩すということをご存じですか？

運動は、自律神経を活性化させる働きを持っています。

日頃から生活の中に運動を取り入れていると、自律神経が正常に活動するため、ホルモンバランスを整える働きも正常に行われます。

でも運動をしなくなると、その自律神経を刺激することが少なくなります。

結果、ホルモンバランスを整えようとする働きが低下してしまうのです。

最悪、自律神経が出張してしまいます。これが自律神経出張症！　失礼しました。失調症です。

日頃から運動不足を解消することは、身体の健康維持ということだけではなく、ホルモンバランスを整えるためにも非常に大切なことなのです。

運動不足を解消するために、特別なスポーツに取り組む必要はありません。歩いて行ける場所は歩くようにするとか、なるべく階段を使うだけでも、充分だと思います。

無理な運動をすることよりも、「簡単な運動を継続する」ということが重要なのです。

ちなみに私の地元鳥取県は、日本一歩かない県に選ばれています。１００メートル離れているコンビニにも車で行ったりします。糖尿病などの発症率が高い県は、この「運動不足に陥りやすい県」なのです。

まずは、鳥取県民も運動しなければ！

無理をせず、楽しみながら続けられる方法で、運動不足の解消に取り組みましょうね！

◆ウォーキング、その前に！

ウォーキングやランニングなど、有酸素運動を行っている人はたくさんいらっしゃると思います。体力向上だけでなく、シェイプアップにも大変効果的です。

ここで、さらなる効率的な脂肪燃焼のお話をしたいと思います。ウォーキングやランニングの前に筋肉を鍛えると、より脂肪燃焼がＵＰするのです。

具体的には、「腕立て伏せ」「腹筋」「スクワット」、これだけでも効果があります。

この３つは、身体の中の大きな筋肉を鍛えますので、代謝を上げるのに最適です。筋肉をつけると基礎代謝が上がり、痩せやすくなり、太りにくい体質に変化します。

そして、できればすご～くゆっくりやると、とってもイイ感じに鍛えられます。簡単に説明すると、１回を５秒～７秒かけた超スローな動きでやることで、身体はとても鍛えられるのです。

✦身体をほぐし、温めるストレッチ
↓
✦筋トレ3種
↓
✦ウォーキング15分以上
↓
✦ストレッチ、クールダウン

この流れが理想的です。

今の世の中、仕事でも子育てでも、1人で抱える量が多くハードワークです。体力が続かないと、疲れてモチベーションが下がってしまいますよね。

また、体力だけではなく、ダイエット、運動不足解消、健康維持にも、ぜひ運動習慣を!

✦目の充血はこんなサイン

目が充血した場合、まず疑われるのは「疲れ目」や「睡眠不足」、「結膜炎」でしょう。風邪など引いて病院に行くと、先生は目やまぶたの裏などをチェックします。これは、目の充血具合から貧血などが分かるためです。

ところが、充血には実は大きな病気のサインが隠れていることがあるのです。充血を通り越して目が真っ赤になることを、「結膜下出血」といいます。白目を覆う薄い膜の下にある小さな血管が破れて出血することで起こります。充血の仕方が派手なので、心配になりますよね。

通常は、目をこする、目の疲れ、目の打撲、お酒の飲みすぎ、ドライアイ、急性結膜炎などが要因ですので、そこまで心配することはありません。

ですが、この「結膜下出血」は、糖尿病、高血圧、腎炎、貧血などが要因で起こる場合もあるのです。

通常、「結膜下出血」は1週間ほどで良くなりますが、それ以上長引いたり、痛みやかゆみや発熱を伴ったり、頻繁に起こるようなら病院へ。

そして、目の充血が続き、眼科に行ってもなかなか改善しない場合、関節リウマチの可能性も疑われます。

私の母も、私が3歳の時にリウマチを発症し、いつも痛い痛いと言っていたのを思い出します。

関節リウマチは、特に女性に多い疾患です。発症は30歳代~40歳代が最も多いのですが、治る疾患ではないので、結果的に高齢者に多くなります。

良くなったり悪くなったりを繰り返しながら、次第に関節が変形していきます。

母の指は、すごく変な方向を向いていました。小学校の頃一緒に買い物に行くと、必ず荷物は持っていました。その頃は嫌でしたが、今思うと当たり前ですよね。

いずれにせよ、「あれ?」と思ったら、早めに病院に相談に行きましょうね!!

できればいくつか複数の病院に行くことをおすすめします。

◆涙がよく出る時は？

最近、涙が出ましたか？

例えば、クララが立ったとか、フランダースの犬が昇天したとか、ハッチがお母さんに会えたなど……えっ、そりゃ最近じゃないっすね⁉

でも涙を流すのはとっても大事で、ストレス解消にも一役買っています。

涙は悲しい時、嬉しい時、あくびをした時、目にゴミが入った時などに出ますが、実は目の中では常に新しい涙が製造されています。

涙には、大切な目を汚れや乾燥などから守ったり、栄養や酸素を補給したりする働きの他、殺菌作用もあります。

ですが、普段の状態でいつも涙が溢れてしまうのは問題です。

「流涙症《りゅうるいしょう》」という、目の中にある涙の通り道が詰まってしまうことで涙が溢れることがあります。これは、同時に内臓からのＳＯＳの場合もあるんです。

特に肝臓が疲れている時。目と肝機能は繋がりが深く、ちょっとしたことで涙が出るのは、緑黄色野菜の不足、睡眠不足、それとお酒にやられています。

「昔はガンガンいけたのに、最近弱くなったなぁ〜」って方、涙がよく出ませんか？

お花見シーズンや、歓送迎会、忘年会や新年会がある時季は、お酒もほどほどに、少し肝臓を休ませてあげましょうね。そのサインですよ。

お酒が飲めないのに涙が出る場合は、ウコン等のサプリをおすすめします。むくみを伴っている場合、肝臓や甲状腺が弱っていることも考えられます。

◆ホルモンバランスとドライアイ

ホルモンバランスが崩れると、様々な症状が現れますよね。

女性の悩みで多く聞かれるのが、月経異常、肌荒れ、更年期障害。軽い人から日常生活に支障をきたす人まで、千差万別です。

ですが、意外と知られていないのが「ドライアイ」。ホルモンバランスの乱れが起こると、ドライアイになる場合があります。

ドライアイの症状は……

「ゴロゴロする」「乾く」「痛い」「疲れる」などの不快感。

「かすむ」「まぶしい」などの見えにくさ。

この二大症状です。

大きな要因としては、パソコン、エアコン、コンタクトレンズの「3つのコン」がありますが、ストレスや大気汚染なども関係があります。

特にストレスは、強度にかかっていると交感神経が刺激され、涙の分泌が妨げられてしまいます。これがドライアイの大きな原因となっています。

ホルモンバランスが崩れると、粘膜の調整ができなくなるのです。結果、ドライアイも引き起こされます。

ドライアイは、涙が少ないことが原因で起こる目の不調だと思っている人が多いのですが、実はそれは一部で、乾きだけでなく、角膜や結膜の表面が損傷し、凸凹になることで起こることが多いのです。

正常な瞳は、充分な涙液が角膜や結膜の粘膜を覆って、目の表面を保護している状態です。角膜の表面もなめらかで、光が正しく目に入るので、くっきりと物が見えるのです。しかし、ホルモンバランスが乱れると、正常な粘膜ができず、ドライアイが引き起こされます。結果、「目の調子がおかしいな」という症状が現れるのです。

目の検診実態では、ドライアイは男性が22％なのに対し、女性は41％ととても多いです。

ドライアイは「単なる眼の乾き」ではありません！

メガネやコンタクトで視力を調整してもしっくりこない時は、ホルモンバランスを疑ってみましょう！　検診してみる必要ありです。

目薬も、処方されたモノを使うようにしましょうね！　あわせて、１２１ページでも書きましたが、「軽い継続した運動」もした方がよいです。

ホルモンバランスは、寝不足、無理なダイエット、喫煙等でも乱れます。「あれ？」と思われる方は、今一度自分の生活スタイルを見直してみる必要がありますよ。

◆疲れ目対策運動あれこれ

いつも「明るく光る小さい四角」を見ていませんか?

明るく光る小さい四角とは、パソコン、ゲーム、携帯やスマホです。

もちろん私もその一人ですし、最近はパソコンを使用する時間が長いので、慢性的な疲れ目です。

疲れ目で充血していると、目が「血ばし真っ赤」になってしまいます(血走ってるってことです)。

とにかく、目や目元が疲れ気味だと、5歳以上は老けて見られ、目が充血していると何かの病気と勘違いされたりします。

そこで、5歳若く見られるように、眼精疲労&疲れ目対策を紹介しようと思います。

眼精疲労とは、目の疲れが進行し、痛みを伴ったり、頭痛や嘔吐といった症状が現れ、睡眠をとっても改善しない場合を言い、疲れ目とは違うようです。眼精疲労が続く場合、お医者様に診ていただくことをおすすめします。

視力の低下、緑内障や白内障などの病気が隠れている場合や、目じゃなく、私のように脳の病気であることもありますので。

疲れ目は、事務仕事や、長時間のパソコンや携帯の使用、細かい字を見た場合などに、目がシバシバになってしまうことを言います。あ、シバシバって、ショボショボになることをいいます。

それは、目の血管が血行不良になってしまった合図です。

不良といえば「不思議な島の不良ね！」世界名作劇場、懐かし～！

♪不良ね～、おやすみ～♪　……すみません、フローネでした。

まずはホットタオル

疲れ目対策は、熱めのお湯でしぼったタオルか、レンジで温めた濡れタオルで目にパックしたり、マッサージしたりして目の周りの血行を良くすることで改善する場合があります。

※ホットタオルを使用する場合、ひじの内側にあてて、少し熱いなっていうくらい。やけどに注意してくださいね。

あと、ホットタオルを載せた後は、目の周辺の保湿も忘れずに!!

ちなみに、私はあずきのホットアイマスクを使っています。

レンジで30秒温めて目にあてるだけ。とっても簡単です。どこのドラッグストアでも売っていると思います。

温める場合の反面、充血している時は冷やすことも必要です。それは、眼が炎症を起こしている状態だからです。

冷たい水で濡らし、絞ったタオルで目を覆うようにパックしましょう。絞ったタオルを冷蔵庫で冷やしておく方法もあります。

冷温ダブルも効果的!

ちょっと面倒ですが、ホットタオルと冷たいタオルを交互に使用することで、効果もUP。

目の運動

ホットマスクができない時や、朝や寝る前や休憩時間に手軽に実行できますよ〜。

身体を動かさないと逆に疲れるように、目も運動をしないと疲れ目になります。

ウォーキングや筋トレ等、身体の筋肉をストレッチし、鍛えることで、身体の運動機能が向上するのと同じように、目もストレッチや目の筋トレを行うことで疲れ目対策をしましょう。

寄り目

小学生が寄り目をすると、黒目の部分がかなり内側まで寄りますが、大人がするとあまり寄らない……。

身体が硬くなるのと同じで、目も硬くなります。寄り目は目のストレッチ運動です。

ご家庭に子供さんがいらっしゃったら、大人の寄り目と、子供の寄り目を比較してみてください。すごく違うはずです。

ただし、寄り目はアホ面になるので注意してくださいね〜。

目を閉じパッと開く目の体操

まず一度ギュッと目を閉じ、勢いよくパッと大きく開く！

次に顔を動かさず、目だけを上、下、右、左、時計回り、反時計回り。目の運動は視力回復にも繋がります。

親指近遠方

親指を立て、顔の正面におき、手を伸ばすことで近づけたり、遠ざけたり……。繰り返すことで、近遠運動でピントの運動を行います。

3D視力回復

パッと見、平面の絵ですが、特殊な見方で立体画像が浮き出てくるものです。本もいくつか出ていますし、最近ではスマホのアプリもあります。これも目のストレッチには効果的なようです。視力改善にも役立つそうです。

目の周辺のツボ押し

目の周辺のツボ押しで、目のコリを取りましょー！
眉毛の頭（一番内側の眉毛部分）の少し下を、円を描くようにツボ押し。
目頭と鼻の付け根部分を上下につまむ。
頬の膨らんだ部分のちょっと上を、円を描くように押す。
こめかみから少し内側のくぼみを押す。
目の周辺（周回）の骨の際を軽く擦る。
（下部分は強く擦りすぎるとクマを作ってしまうので注意です！）

遠くをじっと見つめる

目のレンズの厚さを調整している筋肉は、近くを見る時に緊張し、遠くを見ている時はリラックス状態になります。パソコン、スマホなどを長時間していると、目の筋肉が緊張しっぱなしで、非常に疲れます。

遠くを見ると、緊張状態から目が解放されます。遠くの山や、鉄塔の先など、目標を決めて、その1点を5分くらいを目安にじっと見つめてください。

視力回復にも役立つそうです。

目の疲れから肩がこるのか、肩がこるから目が疲れるのか……とにかく肩・首周辺の血行が悪いと、疲れ目も取れないのでよくほぐしましょうね。

ちょっとずつでもいいので、時間がある時、1、2分マッサージをしましょう。

✦耳から分かる大病は？

まずは耳たぶを鏡でよく見てください。耳たぶってあまりシゲシゲ見ませんよね。でも、たまにはよ〜く見てくださいね。

おっ、あなたは福耳ですね!!　って発見も大事ですが、その耳たぶに深いシワがあった場合……即検査です！

それは、耳たぶにシワがある場合は、心臓病、動脈硬化の疑いが大だからです。

耳たぶにシワがある人は、シワのない人に比べて3倍、心臓発作などの心臓疾患による死亡率が高いと言われています。

耳たぶは皮下脂肪が多く、毛細血管もあります。動脈硬化が進んで血流が悪くなると、脂肪が萎縮してシワとなるのです。

「福耳＝お金持ち」って昔から言われてきましたが、福耳の人は病気になりやすいとも言われています。

それは、お金持ち ↓ 美味しいものをたくさん食べる（脂肪が多い食事）↓ 耳たぶが膨らむ ↓ 年を取るとそこが大きなシワになる ↓ 年を取っても美味しい食事 ↓ 高血圧により脳卒中リスクが高くなる……そんな流れがあるようです。

そして、耳たぶの前下方、耳下腺と言われる部分が腫れている人は、糖尿病を疑ってください。

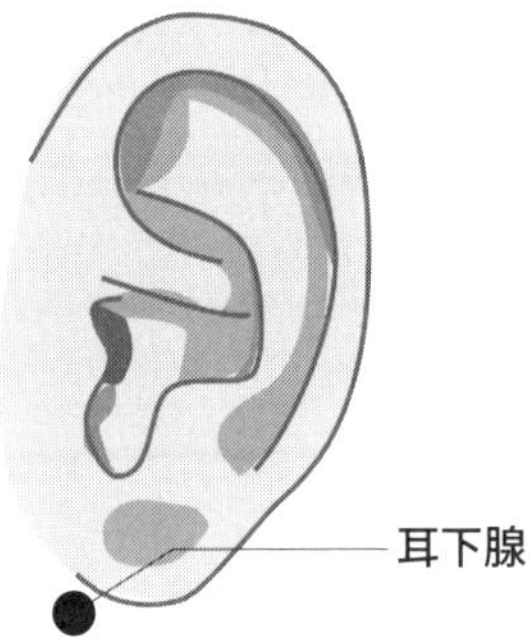

糖尿病は静かな時限爆弾と言われており、病気の自覚症状がほとんどありません！ 血液検査をしないと、なかなか糖尿病は発見できません。

美容と糖尿病は大きく関係します！

糖化が進むと、どんどん老けていきます。これは身体の中で、余分な糖とタンパク質が結びつき、老化促進物質ＡＧＥｓが増えていくためです（25ページ）。

糖尿病は、一度かかってしまうと、なかなか治りにくい病気です。そのためにも、耳周辺をよくチェックしてみてください。

他には、耳の軟骨に沿ってコブができる時は、尿酸が沈着する痛風の可能性がありま す。

耳鳴りや、難聴などの症状が現れた場合、副腎、泌尿器、生殖器が衰えてきているかも しれません。

耳はいろいろなサインを出してくれます。日頃から、よく観察してみてくださいね。

ここからはオマケです。耳から分かる性格あれこれ～。

✦耳が大きい　体力・精神ともにタフ
✦耳が小さい　体力・精神が強くない
✦耳が厚い　温厚
✦耳が薄い　クール
✦耳の位置が上　情熱的で、プライドが高い
✦耳の位置が下　神経が繊細で理屈っぽい

✦耳の位置が前　好奇心旺盛
✦耳の位置が後　自己主張が強い

こんなタイプに分かれるそうです。
嘘か本当か、ぜひ、周りの人をチェックしてみてくださいね！

◆ピアスと健康&思考

女性なら、ピアスの穴を空けるのはごく普通のこと。

１９８０年代、僕が学生の頃は、身体（耳ですが……）に穴を空けるなんて、親にもらった身体を傷つけてナ、ン、タ、ル、チ、ア、!!（なんてことだ！）なんて言われることもありましたが、今そんなことを言うとドン引きされますね。

ただ、安易にピアスの穴を空けると炎症を起こしたりすることも事実。気をつけなければいけません。


しかし、耳に穴を空けることには、もっと深い意味があったのです。

そこで、「ピアスはファッションにはいいけど、健康にいいのか？」を考えてみたいと思います。


こんな話があります。昔、インドや中国では、知恵や思考を封じるために、女性の耳たぶに大きな穴を空けたそうです。

それは、耳たぶには思考をつかさどるツボがあり、穴を空けることにより、女性の思考を停止させる、そして男性の言うことを聞かせ、女性の社会的地位を下げる……そんなふうに、耳に穴を空けることで女性はコントロールされていたそうです。

今でも、その風習が残っている地域もあるそうです。

耳に全身のツボが隠れているのは、みなさんご存じの通り（63ページで詳しく述べています）。

ツボを刺激することで、ファッションとは違った意味でピアスが使われていたのです。

ピアスの穴を空けるということは、そんな歴史的背景があるってことをお忘れなく。

ファッションで穴を空けたいのはマ、ウ、ン、テ、ン、マ、ウ、ン、テ、ン、（やまやま）だとは思いますが、慎重にやりましょうね～。

あまり大きな穴を空けちゃうと、思考や記憶力が停止しちゃうかもしれません！

ちなみに私は、ピアスの穴は空けていないけど、思考&記憶力低下中です……（笑）。

✦口角炎はどう書く？

「口角が荒れている!!　なんとか化粧でごまかしちゃえ〜!!」

たまにですが、口の横、口角が荒れている方を見かけることがあります。口角の荒れは、胃の粘膜が荒れ、炎症を起こしている場合があります。胃炎、ストレス、消化不良等が原因です。

特に胃炎の場合、食欲が増し、いつも以上に食べてしまって、胃炎を悪化させる場合があるので要注意です。そうなったら人に言えん（胃炎）ってなことになります。

改善させるには、とにかく食事はよく噛む！

それから、ビタミンBを摂取。特に、B2、B6と緑黄色野菜が大切です。

さらに、睡眠が不充分だったり、生活が不規則だったりすると、口角が荒れがちです。

身体の表面に出る異常は、なんらかの不調のサインです。見逃さず、軽く見ない習慣が大事だと思います。

ところで、「口角ってどう書くの？」って聞かれたら、こう書く（口角）んだよと、やさしく教えてあげましょうね!!

✦よく噛むと…？

お腹いっぱいなのに、「まだ何か物足りないな……」って時ありませんか？

実は「満腹中枢」と「食欲」は別物なんです！　お腹いっぱいなのにまだ食べたいっていう時は、「満腹中枢」は満たされているのに「食欲」が満たされていない状態なんです。

例えば！　おいしいお店に行く時って、とっても楽しみでワクワクしますよね⁉

こういう時、「食欲」は最強スーパーMAXです‼　だから、お腹がいっぱいなのについつい追加注文をしてしまう。

そして、デザートは別腹！

田原俊彦さんの歌は『君はバ、ラ、バ、ラ！』（私と田原俊彦さんとは同じ誕生日なのだ～）。

食欲って食べている間が一番満たされるんです。なので、食事をする時間が短いと、「食欲」は満たされません。

ゆっくりと食べたいものを食べている人は、食べている間に「満腹中枢」＆「食欲」の両方を満たしているんです。

だから、食べたいと思うものを味わってよく噛む。噛む回数は30回以上！

すると、食事にかける時間は必然的に長くなって、食欲が満たされるし、満腹中枢も刺激されます。

✦よく噛む

↓

✦唾液がたくさん出る

↓

✦唾液の消化酵素（アミラーゼ）が食べ物を「糖」に分解

↓

✦糖分が血液に吸収されるので、血糖値が上昇する

↓

✦早く（正常に）満腹中枢が刺激される

←

✦「お腹いっぱい」と感じる

←

✦自然にカロリーを抑えられちゃう

←

✦痩せる!!

といった感じです。

満足感があれば、食べる量も増えず、胃も少しずつ小さくなっていくので、ストレスを感じずにダイエットをすることも可能だと思います。

そして、よく噛むことには、さらにいいことがあるんです。

最近の食べ物には、保存料や食品添加物が混ざっているものが多いですよね。これがガンの原因になることは有名な話です。

ところが、唾液の中にガン誘発物質を漬けたところ……30秒で消滅したという研究結果が出ているそうです。だから、「30回噛む」には「30秒」が必要なんです。

よく噛むだけで、ダイエットどころかガン予防になるってすごくないですか？

日々当たり前になっている早食いという行動を変えるって、簡単なようで実はなかなか難しい！　でも、痩せたり健康になったりするのであれば、儲けもんだと思います。

まずは、いつもよりも少し多く噛むことを心がけてみましょう。


わたくしヤンギーＪＩＲＯ！は、とにかく早食いでした。休憩時間にたくさん休むためには、とにかく早く食べる！　そんな癖が長年続いていましたが、一念発起、よく噛む食べ方に方向転換。

一口入れては、箸を置く。はじめはかなりイライラしましたが、今ではゆっくり食べるようになりましたよ。

そして、長寿遺伝子のスイッチも、よく噛むかどうかにかかっています。

よく噛む！　すると、ダイエット、免疫力強化、そして長寿遺伝子のスイッチＯＮと、良いことだらけですよ～。

◆鼻の周りの吹き出物は要注意！

身体の表面の変化には、病気のサインが隠れていることが多いことをご存じですか？

若い頃は、鼻の周辺だけではなく顔全体に、吹き出物というか、ニキビができやすくなりますよね。これは若い証拠！

でも、中高年で鼻の周りに吹き出物が出る場合、これはあるサインです。

鼻は当然呼吸と結びつきますが、呼吸といえば肺と関係があります。

吹き出物もそうなのですが、鼻の穴が異常に開いたり閉じたりする場合は、肺の疾患、最悪、肺ガンの疑いがあります。

これは肺の機能が落ちてくると、酸素をたくさん吸い込もうとして、鼻の穴が大きく開いたり閉じたりするようになるからなのです。

あなたやあなたの周りで、急に鼻の穴がすごく開閉するようになった方はいませんか？

そんな方は要注意です。

そして、肺と結びつくのが意外にも大腸なんです。

大腸トラブルといえば大多数は便秘ですが、胃や腸の周りをマッサージで刺激したり、ストレッチをしたりして便秘を解消すると……あら不思議、吹き出物もキレイに減っていきます。便秘と美肌はペアなのです（詳しくは77ページでも述べています）。

吹き出物用のクリームなどをつけると同時に、お腹周辺を冷やさないようにし、食物繊維が豊富なものを食べ、よくマッサージしましょう！

それでも改善しない場合、大腸検査をおすすめします。もし、鼻の周りの吹き出物&便に血がついている場合、大腸ガンも疑われます。お医者様に相談してみてください。

◆寝ている時に目が少し開くのは…

寝ている時、うっすら目が開いている人がいますよね⁉

まじドキッとし、起きているのかとジ〜ッと顔を見て、「あぁ、寝てるのか」ってことがあります。

うっすらなら良いですが、パッチリ開いている場合もあります。

これは、眼輪筋の力の低下です。

この状態で寝ていると、ドライアイになったり、目を傷つけたりしてしまいます。

朝目が覚めた時、充血していたり、目が痛かったりするようなら、寝ている時に目が開いている可能性があります。対策法として、アイマスクの着用をおすすめします。

また、この症状が出る場合、生活習慣を改善する必要があります。

薄目の人は、栄養が不充分のようです。また、消化不良でもあるようです。

で、薄目よりもう少し目の開きが大きい場合、胃腸の調子が悪いかもしれません。よく噛んで、時間をかけて食事をしましょう。栄養状態も考えてみてください。

バッチリ目が開いている場合、バセドウ病の可能性があります。

この病気は、甲状腺の腫れや、眼球の突出が起こったりする病気です。簡単に言うと、目が飛び出たようになります。自己免疫疾患と考えられ、20～30歳代の女性に多く見られるそうです。

家族、恋人、寝ている姿を確認できる人に見てもらってくださいね。

✦肩こり、舌の色、唇のツヤは…

肩こりを訴える日本人は、大変多いですね。欧米人は肩こりがないって聞きますが、文化の違い&遺伝という説もあります。

欧米人は土足文化です。一説によると、荷物を常に上に上げる習慣なので、あまり肩がこらないとか。

日本人は荷物を下に置きますよね。なので、日本人は肩こりだらけ……らしいです。また、雑巾がけをしなくなったのも、肩こりの原因だと言われることがあります。

「国民病じゃない？」ってほど、多くの人が悩まされている肩こりは、運動不足や身体が硬い場合に多く見られます。

ですがこの「肩こり」、合わせ技で舌や唇のツヤがなくなると、ただ単に「肩こり」では片付けられなくなります。

病院では舌診といって、「べー」として先生が舌の色を見ます。

淡い赤色だとＯＫ牧場なんですが、舌全体が白っぽい場合、冷え性の可能性がありますので、冷たい飲食物は避けるようにし、身体を動かしましょう！　ちょっと運動不足気味のはずです。

さらに、アタック洗剤で洗っていないのに白さが増している場合、風邪などの気管支系や、自律神経失調も疑われます。ストレスを溜めすぎなので、なにかで発散しましょうね！（「ストレス解消あれこれ」のページをご参照ください）

これ以外で、みかんをたくさん食べたわけでもないのに黄色っぽかったり、コケのようなものが見えたりする場合、内臓疾患です。この場合、唇のツヤにも影響が出ます。消化器系、循環器系がおかしい場合や、生理不順もこういったサインが出ることがあるようです。油っこい物を避け、水分をこまめに、そして多く取るようにしましょう。玉ねぎや生姜など、血行を結構よくする食べ物や、消化の良いものを取り入れてください。

肩こりが日増しにひどくなったり、唇や舌の色がいつもと違ったりする時は、なにかしらの病のサインである場合もあります。たかが肩こり、されど肩こりです。お気をつけください。

私は長年の四十肩が成長して、五十肩です。これもツライ！

もう10年以上付き合っています。まるで恋人気分。
五十肩ちゃん、仲良くしようね。

✦グルグルって？

日本は高齢化社会だからか、関節系のサプリのCMをよく見かけます。本人はそうでなくても、自分の周辺（親や上司等）で、関節痛で悩まれている方も多いと思います。

関節痛と聞くと、真っ先に思い浮かぶのがグルコサミンやコンドロイチンなどでしょう。

関節痛とは、軟骨がすり減り、骨と骨がぶつかりあって痛むことです。なので、この軟骨の成分を摂取することがポイントです。

しか〜し、軟骨の成分は、

✦水分70％
✦グルコサミン＋コンドロイチン＋ヒアルロン酸5％

✦非変性Ⅱ型コラーゲン25％

っていう村下……いや、孝蔵じゃなくて構造なのです。

なので、一生懸命サプリで補給しても、わずか5％のためのモノなので効率が悪い！

できれば、この非変性Ⅱ型コラーゲンを合わせて摂る方が、関節痛にはＧＯＯＤなのです。

非変性とは、コラーゲンの形が変わらず、分解されることなく吸収されるという意味です。

また、関節痛の方には、ウォーキングや筋トレは関節に負担がかかるので、スイミングがおすすめです。泳がなくても、水中ウォーキングでもＯＫ牧場ですよ！

水中での運動は、腰や膝に良いだけではなく、ダイエットにも効果的です。

ここで、《今さら聞けないのコーナー》♪

「コラーゲンって何？」ということで、コラーゲンについて簡単に説明します。

コラーゲンは、肌や関節、骨、内臓とあらゆるところに存在し、細胞と細胞を繋ぎ合わせる役目をしています。20歳をピークに減少します。

年をとるからコラーゲンが減るのではなく、コラーゲンが減るから老けていく、と言われるほど、美容と健康にはコラーゲンが欠かせません。

コラーゲンはⅠ型、Ⅱ型、Ⅲ型と分類され、約30種類くらいあるようです。

特によく知られているものと効果のある身体の部位は、

✦Ⅰ型（肌・腱・骨）
✦Ⅱ型（関節の軟骨）
✦Ⅲ型（細胞の土台）

と言えると思います。

では、コラーゲンは何から作られるのか？

昔は豚や牛がほとんどで、フィッシュが少々でしたが、ＢＳＥ（牛海綿状脳症）の発生を境に一気にフィッシュが増えました。

フィッシュは、ウロコや皮がほとんどです。

関節に良いとされる非変性Ⅱ型コラーゲンは、鮭の鼻頭である氷頭《ひず》という部位や、鳥の胸部軟骨などから作られます。ですので、食事で摂取することはほとんどできないと思ってください。

関節が痛いけどなかなか改善されないという方、この非変性Ⅱ型コラーゲンが入ったサプリをおすすめします。

✦砂糖不使用の罠！

疲れた時や、頭を使った時って、無性にチョコレートが食べたくなる時がありますよね。

チョコレートには身体を元気にするカカオ豆が使用されています。私もたまにチョコレートを買いますが、ここで注意点があるのでR！

みなさん、表示のトリックに陥っていませんか？　特にダイエット中の方、食品表示を知らないとドえらい目に遭いますよ。

お菓子や飲料などに表示してある「砂糖不使用」って、「商品に砂糖は使っていません」って意味じゃありませんのでご注意を。

「砂糖不使用」とは、「製造工程では砂糖は使用していません」ということで、原材料に砂糖や果汁がタップリ入っていても、表示は「砂糖不使用」なんです！

なので、甘い製品には注意が必要です。

似たような表現で「シュガーフリー」「シュガーレス」「ノンシュガー」「無糖」などが

ありますが、こちらは砂糖等がほとんど使用されていません（0ではない場合もある）。「無糖」の表示にはちゃんとした基準があって、食品100gあたり糖類が0・5g未満。飲料100㎖あたり糖類が0・5g未満でなくてはなりません。

チョコレートを例に挙げてお話ししますと、ブラックチョコレートは、「ブラック」といっても砂糖たっぷりです。ある製品の数値を例に挙げます。

1枚55g当たり

✦エネルギー　310㎉
✦タンパク質　3・7g
✦脂質　20・1g
✦糖質　27・2g

糖質27・2gとは、スティックシュガー約7本分（1本4gとして）です、凄い量なのだ!!

表示の糖類が、製品に対してどのくらいの量が入っているか確認しましょう。必要以上の糖分は、身体を老けさせます！「糖分は、当分の間、控えましょう！」。

とはいえ、チョコレートにはとても良い効果もあります。次は、そのチョコレートの効果をご紹介します。

◆チョコには食べる時間がある！

冬はバレンタインデーなどでチョコレートの消費が増えますが、夏になるとさっぱり……なんて声を、チョコレート業界の人から聞くことがあります。

必要以上の糖分は避けるべきですが、でも食べたい時ってありますよね。

疲れが溜まった時や、頭をフル回転させた後など、チョコレートってイイんです。

どのくらいいいのか？　「チョコっとだけ」じゃないんですよ！

まず、チョコレートの原料のカカオ豆に含まれる成分が、実は凄い!!　集中力や記憶力をUPさせてくれるんです。

脳は体重の2％ほどですが、消費エネルギーは全体の20～30％なので、脳に栄養が行かないと、消費カロリーが落ちるんです。

チョコレートは、その脳の栄養になるブドウ糖が多い食べ物です。

テストや試験前のお兄さんやお姉さんの脳の活性化、そして自律神経の調整作用、ポリフェノールも多いので、抗酸化作用も期待大です。

さらに、動脈硬化予防や、ストレスへの抵抗力も高めます。

ただし注意が必要です。

163ページでも述べていますが、チョコレートには、糖質や脂質も含まれているので、食べ過ぎは禁物です。

ですが、それらを身体に取り込みにくい時間があるのでR!!

チョコレート好き必見! 題して、「チョコレートを食べる時間は?」。

まず食事の前。食事の前にチョコっと食べるチョコは、食べ過ぎを抑える作用があるそうです。ただし、食前といっても夜遅く夕食を食べる方は、避けた方がいいと思われます。

それから、午後3時! この時間は脂肪を溜め込みにくい時間帯にあたるので、食べるなら、『3時のあなた』を見ながらどうぞ!! え? 『3時のあなた』はもうとっくの昔に終わっている? そりゃ失礼いたしました。

そして、夜10時以降はチョコレートを食べてはイケナイ時間です。

シンデレラは深夜12時で姿を変えてしまいましたが、あなたも別の意味で姿が変わってしまいます。

食べる時間を決めて、脳の栄養＋αのカカオパワーに期待しましょう！
何度も言いますが、食べ過ぎはいけませんよ!!

◆注意！　コーヒーフレッシュ！

26ページでも触れましたが、食べるプラスチックこと「トランス脂肪酸（＝コーヒーフレッシュ）」について詳しく述べたいと思います。

「コーヒーに砂糖は入れないけど、フレッシュは入れます」って人も多いのではないでしょうか？

よくこのフレッシュを「ミルク」と言う人がいますが、コーヒーフレッシュは「ミルク」ではありません。もちろん「乳製品」でもありません。

簡単に説明すると、水と油と添加物をミルク風に白くしたもの、これがコーヒーフレッシュです。

水と油じゃ混ざらないんじゃ？

大丈夫です、乳化剤というものを使うと、水と油を混ぜ合わせることができるんです。化粧品等にも使用されています。

水＋油（トランス脂肪酸等）＋乳化剤＋とろみを出す物質（増粘剤）

はい、でき上がり!!

あまりビビらせてもいけないのですが、あくまで「大量に使用しない」ってことです。よく子供がフレッシュをチューチュー吸っていることがありますが、お父さん、お母さん、やめさせましょう。

毎日何杯もコーヒーを飲み、そこに必ずフレッシュをドバッと入れるってのは、よろしくないと思いますので、ほどほどにしましょうね。

できれば、ブラックで飲めるようになるのがよろしいかと……。

私は、最近やっとブラックで飲めるようになりました。

＊鳥取県にある放射能泉

美人が多い県には「美人の湯」があると紹介しましたが、わが故郷鳥取県にも凄い温泉があるんです！

鳥取県中央に位置する三朝《みささ》というところですが、山に囲まれ、冬は雪深く、夏は涼しく、川にはホタルがたくさんお出まし！ という、とても風流な温泉街でもあります。

この三朝温泉、ただの温泉ではありません！

ラドンを含む、世界屈指の放射能泉なのです!!

ラドン??

牛丼

カツ丼

僕ラ丼！

……ラ丼じゃなくて、ラドンです。

ラドンとは、ラジウムが分解されて生じる弱い放射線のことです。

放射線と聞くと何だか怖い感じですが、低線量の放射線照射は、生物の成長・発育の促進、繁殖力の増進、及び寿命の延長という効果がある模様。

この低線量の放射線を身体に浴びると、新陳代謝が活発になり、免疫力や自然治癒力が高まるそうです。

さらに、吸うことで抗酸化機能が高まり、老化や生活習慣病の予防に役立ちます。

ミネラルも豊富に含んでいますので、飲泉もＯＫ牧場です。

観光はもちろん、療養目的の湯治として多くの人々がここを訪れています。

気管支炎、肺気腫、慢性気管支炎、関節リウマチ、変形性関節症、肩凝り、腰痛、神経痛、高血圧、糖尿病、痛風、慢性消化器病、肝臓疾患、胆道疾患、冷え性、婦人病、アトピー性皮膚炎、美肌効果、疲労回復、ストレス解消……など、多くの効能があるそうです。

こちらにも、ぜひ一度、来てごしないや～！（「来てくださいね～」の意味です）

第三章

心

◆綺麗な言葉が、良い人生をつくる

この本は、「若返り」をテーマに書いていますが、あわせて「心も豊かに」もテーマとしています。

美しさ、若々しさ、そして身体と一緒に心も健康的に若返っていただけると、とても嬉しく思います。

「心が若返る」とは、「幼くなる」ということではなく、人間性向上とストレス発散をしながら、ハツラツと生活し、そしてポジティブシンキングになることを指します。

私は経営者として独立したのが早く、22歳の時でした。それ以来いろいろな方と交流を持ち、私自身たくさんの人に相談し、相談され、挫折した人、成功を収めた人、成功から転落した人……様々な人と出会ってきました。

いろんな方を見てきて、「成功とは、心の豊かさと、そしてその周りで関わる人がいかに幸せになれるか」が大切と感じ、僭越ながら、そういった側面も並行してお話しできればと思います。

ここでご紹介するのは、「言霊《ことだま》」です。

昔、言葉には霊的な力があると信じられていたそうです。簡単にいうと、言葉にも魂が宿っているということです。良い言葉は吉事を呼び込み、悪い言葉は凶事をもたらすと言われてきました。

近年、今一度それが見直され、最近では「言霊」という言葉をいろいろなところで耳にするようになりました。良い言葉を使うと良いことが、悪い言葉を使うと悪いことが起きる……そう考えると、いつでも良い言葉、前向きな言葉を使おうと思いますよね。

では良い言葉、悪い言葉にはどんなものがあるのでしょうか？

良い言葉（「ハッピーワード」「天国言葉」と表現される方もいらっしゃいます）には、

○ありがとう
○感謝します
○素敵ですね

○運がいい
○ついてる
○ラッキー

など、自分が使っても、そして相手に言ってもらっても、言ってあげても、嬉しくなる言葉ですよね。

一方、悪い言葉（バッドワード）は、グチ、文句、後ろ向きな言葉などを指します。

×どうせ
×ぶっ殺す
×ふざけるな
×コノヤロー

など、こちらも比較的よく耳にする言葉です。

ではなぜ、いつもハッピーワードを使う必要があるのでしょうか?

言葉には、言った言葉、使った言葉を言わないといけない状況がまたやってくるからです。

「ありがとう」「感謝します」と言うと、またその言葉を使うシチュエーションが自然と訪れるので、またまた「ありがとう」「感謝します」という言葉を口にするわけです。

バッドワードも同じです。悪い言葉を使うと、その言葉を使わないといけない状況を引き寄せてしまいます。

「ふざけるな!」などと口にしていると、本当に「ふざけるな!」という状況がやってくるのです。

でも、いつもハッピーワードを使っていても、どうしてもバッドワードを使ってしまいそうな状況があります。

それは試練であり、神様からのお試しと考えましょう。

そのお試しをハッピーワードを使って乗り切れるかで、さらに人間力が増すのです。

悪いことが起きても、いかにハッピーワードに切り替えて考えられるかで人間の器が試され、それこそがその人の人間力といえるのです。

そこから自己の成長へと続き、その人を豊かにしていきます。ですので、「良い人生は、良い言葉、良い発言から生まれる」っていうのもうなずけます。

良い人生、素敵な人生を作っていきましょうね！

◆目標って大事？

私が開催しているセミナーでは、美容・健康・若返りの他に、脳を若い状態に保つための心理学も多少組み込んでいます。

脳を若い状態に保つには……簡単に言うと、「目標」を立てることです。

エベレスト登頂に成功した三浦雄一郎さんの脳は、大変若いそうです。三浦さんの脳が若い理由、それこそが「目標」です。

目標を定め、エベレストに登頂した自分を具体的にイメージすることで、脳は若返ります。ですが、さらに三浦さんの脳の若返りを加速させている要素が二つあります。

ひとつは「栄養」です。

身体が栄養不足だったり、食事が偏っていたり、また、コンビニ弁当やファストフードやジャンクフードばかり食べていたりすると、脳が不健康になり、不安が増し、うつなどの精神疾患にもかかりやすくなるという話もあります。

そしてもう一つ。それは「悩み」や「困難な出来事」は、脳にはプラスになるのです。心にとってそれらは非常に不健康ですが、脳にとっては栄養になります。

「食べ物で栄養をとっても、心のバランスが崩れたら元も子もないのでは？」

その通りです。悩みや困難によって精神を崩してしまうことは多々あります。脳を若返らせても、心が病んでしまってはいけません。

では悩みや困難を克服して、脳の栄養にするためには何が必要なのか？

簡単に言うと「目標」が大事ですが、その目標が「ワクワクして楽しい未来が描けるものかどうか」、これが大切です。ワクワクする目標が、脳や身体を若返らせる力と、日々のモチベーションアップにとても役立つのです。

「散歩していたら、富士山の頂上にいた！」なんてことは絶対にありません。

当然、「そこに行くぞ！」という目標設定があるからこそ、人間は行動に移すことができるのです。

わが町の大山《だいせん》（１７２９ｍ）くらいなら天気がいい日曜日に気軽に登ることはできても、富士山ではかなりの気合が必要です。ましてやエベレストクラスになると、準備に数年掛かると思います。

そこに行くと決めたら、それに必要なトレーニングをして装備を整え、いろんな知識と経験を積む必要があります。

それを達成した時のワクワク感、ドキドキ感を常に想像しながら行動することが、困難を乗り越える力になると思います。

きっと三浦さんも、たくさんの困難や苦しいトレーニングを、エベレスト登頂を達成したイメージのワクワク感で乗り越えられたのではないでしょうか。だから、脳もとってもお若いのだと思います。

みなさんも、「困難がある時こそ脳が若返っている!!」と思い、その困難を乗り越えた時のことをイメージして、ワクワクした目標に変えてみてください。

きっと、脳も身体も若返るはずです!!

たまに、「私、目標がないんです……」って人がいます。目標がない人は、目標を決めることを目標にしてもいいですし、身の回りには目標になることはたくさんあると思います。

子供を立派な大人にすることや、部下を育てること、結婚や、旅行の計画……。

「良き親や上司になるには、私は何をすればいいんだろう」

「良い人を見つけるためには、自分に足りないモノはなんなのか？」

目標ってたくさんありますよ～。

とにかく、人に変わってもらうのではなく、自分が変わらないと何も変わりません。

ぜひぜひ、ワクワクする目標を見つけてくださいね～！　応援してま～す！

✦失敗をたのしもう！

人生山あり谷あり、クロード・チアリ！

「失敗をしない人は、人生を失敗する」っていう言葉があるように、失敗は人を成長させます。ただ最近は、草食系男子が加速し、絶食系ってのも出現しているようですね。

リスクを避け、とにかく失敗しない生き方をしていると、逆に大きな失敗に繋がって、そこから抜け出せなくなるんじゃないのかな？

「お陰様で」って言葉はすごくいい言葉です。失敗しても、「あの経験があったお陰で今があります」って、よくあることですね。

私のどん底や病気は、自分を一回り成長させてくれたギフトだと思っています。

まさに、「あの時のお陰」です。

そしてそれらの経験がこうして本になり、新たな出会いをたくさん生んでくれました。

アメリカの、末期ガン患者ばかりが入院しているある病院。みなさん余命数ヶ月の人ばかりです。その施設では、まずガンになって良かったことを皆で話し合うそうです。

「あと数ヶ月で自分の命がなくなると分かって、親や友人への感謝が増しました」

「道端に咲いている花が、とてもキレイに思えました」

「家族に、書いたことがなかった手紙を書きました」

「ガンに侵されていない他の臓器にお礼を言おう！」

・・・

みなさん、命がわずかしかないと分かると、人生の見え方も大きく変わるそうです。それに気づかせてくれたのが、ガンだというのです。そしてそれに気づかせてくれたガンという病に感謝をすることから、その施設での生活が始まるのだそうです。

まさにガンのお陰で……。

一見マイナスに思えるガンをプラスに考えることを繰り返していくと、末期だった患者からガンがなくなったりすることは珍しいことではないそうです。

どんな人でもマイナスに思えることはたくさんありますが、でもそのお陰で今があり、別の道を見せてもらっているということもあるのではないでしょうか？

まさに、お陰様です。

「お陰様」ありがとう!!

✦「ど～も」はありがとうでしょ？

あなたは最近、家族や友人、恋人など身近な人に、「ありがとう」と言っていますか？

「おいしいごはんを作ってくれて、ありがとう」「お仕事がんばってくれて、ありがとう」

日常の中でほんのささいな出来事に感謝して、それを言葉で伝えていますか？

最近、娘の友達が来ても、挨拶は「こんにちは。お邪魔します」ではなく、「ど～も」。

お菓子を出してあげても、「ど～も」。

「どーも」だけで「ありがとう」と言ったつもりなのか。やはり「ありがとう」って言葉は声に出して言うべきでR！

また、日本人は「ありがとう」の代わりに「すみません」をよく使いますよね。

電車で席を譲ってあげたら「すみません」。エレベーターの扉の「開」ボタンを押してあげたら「すみません」。

「すみません」イコール「ありがとう」っていう使われ方をしている方がホントに多い!!

「ありがとう」というワードは、人間関係がスムーズになる魔法のワード。

そして言われた相手もとっても幸せで気持ちよくなるワード。

言霊でいうなら、「ありがとう」と口に出したら、自分に「ありがとう」が返ってくる。

また、「ありがとう」を漢字で書くと「有難う」です。難が有る時にこそ、使うべき言葉なのではないでしょうか。

病気の時、苦しい時、悲しい時、自分にとって悪いことがあった時……。感情は自分でコントロールすることは難しいですが、起こった出来事や自分自身、周りの人たちに対して、言葉にするだけならできますよね。

言葉の循環って、実はとっても簡単です。

言葉はかけ算と言われ、最後にマイナスをかけるとマイナスになる。数字が大きければ大きいほど、マイナスをかけるとマイナスの数字は大きくなる。

マイナスというのは、それほど物事を否定し、壊してしまいます。ですので、「ありがとう」って言葉を最後にかけるだけで、プラスの数字が大きくなります。

「ど～も」を「ありがとう」に変える。たったこれだけ。

……すると、

「ど～も～、芳村真理です！」は、「ありがとうございます、芳村真理で～す！」と言わなければならない。

NHKのキャラクター「どーもくん」も、「ありがとうくん」に改名だな！

ちなみに、私の住んでいる山陰地方で、「ありがとう」は「だんだん」って言います。

若い人はあまり使わなくなりましたが、おばあちゃんのいるお店とかで買い物をすると、「だんだん」って言われます。

「ありがとう＝だんだん」

その他方言のありがとうは、
関西他「おーきに」
沖縄「ダンディガタンディ～」
といろいろ。

でも英語のありがとうは凄いです！

「ありがとう＝Thank you」ですが、「結構です」も「No, thank you」って、断る場合も「ありがとう」がつくんですよね。

なので、日本でも断る場合、「遠慮しとくけど、ありがとう！」って言うと、とってもイイ感じですね。

◆成功するなら笑うこと！

いつまでも健康で若々しくいたい！　と多くの人は願いますが、見た目だけじゃなく、にじみ出る若々しさって、その人の人間力も関係していると思います。

その人間力を最も上げることって、「笑顔」、笑うことではないでしょうか。

私はいつも機嫌よく、笑顔でいるよう心がけています。笑いや笑顔のあるところに人は集まり、そこに良い運気も流れてくると思うのです。

そして、笑顔や笑いって「運気」だけじゃなく「免疫力」、簡単にいうと、病気に対する抵抗力もアップします。

笑うと免疫力をグーンと上げる、「ＮＫ細胞（ナチュラルキラー細胞）」がとっても増えるんです。

若くて健康な人の身体にも1日約3000～5000個ものガン細胞が発生し、これらのガン細胞や体内に侵入するウイルスなど、身体に悪影響を及ぼす物質を退治しているのが、「ＮＫ細胞」です。そのＮＫ細胞の働きが活発だと、ガンや感染症にかかりにくくなると言われています。

実際、漫才や喜劇などで笑う体験をさせると、笑いの体験後に全員のＮＫ数値が上昇したそうです。

テレビをつけるとバラエティ番組ばかりですが、日本人の免疫力を高めるにはいいのかもしれませんね。

神様が人間に与えた最大のプレゼントって、「言葉」と「笑い」だと思いませんか？

良い言葉を使い、笑顔でいることが、人間にとって一番大事なことです。

笑顔でいると心もウキウキ、ワクワクしてきます。ですので、この本には笑いの要素をチョイチョイ入れるようにしています。

私のギャグはスマッシュヒットもあれば、空振りもあり、ウケると思ったら全くウケず、その逆もあり……。でも、笑うと「人生何だか上手くいきそう！」って思え、その「何だかいけそうな気がする～♪」っていう雰囲気がとっても大事ですよね。

さらに、笑うと免疫力アップのＮＫ細胞が活発になるだけではないんですねぇ～。

笑いがもたらす恩恵はイロイロ！

✦脳の働きが活性化し、記憶力がアップ
✦血行を促進し、新陳代謝も活発に！
✦自律神経のバランスが整う
✦カロリーを消費
✦幸福感と鎮痛作用

などなど、笑いがもたらすパワーは、「すごい」の一言です！
あまり笑えないって人は、作り笑いでもＯＫ牧場のようです。
「いつも笑顔で」が、免疫力アップと良いことを引き寄せるってわけですね！

笑いついでに、こんなことを想像してしまった。
もし牧伸二とカルーセル麻紀が結婚したら……
「牧麻紀（まきまき）」になってしまう!!
ちなみにその手のパターンは、みのもんたが、もんたよしのりの養子にいくと、

「もんたもんた」（リンダリンダ♪みたいだ）
所ジョージとテレサ・テンで、
「トコロテン」（このパターンは有名）
菅直人と菅井きんの結婚で、
「かんきん」（監禁か？）
アグネスチャンとチャン・グンソクが結婚したら、
「チャンチャン」
チャンチャンって、おあとがよろしいようで。それでは失礼いたします。

◆人生を豊かに幸せにするのは、自己との対話

誰もが人生を豊かに、実のあるものにしたいと願っています。

ここでは、人生を豊かにするための、簡単な方法を一つ紹介いたします。

ちょっと質問ですが、みなさんは生まれてから死ぬまで、人は一番誰と話をすると思いますか？　親、兄弟、妻や夫、または子供……？

その答えは、「自分自身」です。人は皆、いつも自分自身と対話をしているのです。

自分自身との対話とは、いつも自分に言っている言葉や、自分が心の中で話している言葉です。

前向きな言葉で自分を鼓舞したり、時として悲しんだり、落ち込んだり……あなたは自分自身とどんな対話をしていますか？

では一般的に、人はどんな自己対話をするのでしょうか？

ある心理学者がこんな実験をしました。被験者数十人を集めて、自分自身がどんな対話をしているか、自己対話を書き出し、どんな言葉が多いかを研究したのです。

一番多かった対話はなんだと思いますか？

「ありがとうとか、こんにちはなどかな？」と思いきや、答えは意外なものでした。

それは、「また」「やっぱり」「珍しい」というものだったのです。


そしてその使い方を二つのグループに分けました。

一つのグループでは、どのようにそれが使われていたかというと、

「また失敗した」

「またダメだった」

「またか……」

「やっぱりうまくいかなかった」

「やっぱりダメだったか」

「珍しくうまくいった」

「珍しく成功した」

ナドナド、どのフレーズも否定的に使うことが多かったようです。

一方、同じ「また」や「やっぱり」でも使い方が違うグループでは、

「またうまくいった」

「また成功した」

「やっぱりうまくいった」

「やっぱり成功した」

そして前のグループでは成功した時に使っていた言葉、「珍しい」は、

「珍しく失敗した」

「珍しくダメだった」

というように、失敗した時に使っていたそうです。


この二つのグループ、どのように分けられていたと思いますか?

前者は失敗の多いグループ、後者は成功者のグループです。

成功者は「またうまくいった」という具合に肯定的な自己対話を使い、失敗の多いグループは「また失敗した」というふうに否定的に使っているのです。同じ「また」「やっぱり」「珍しい」でも、使い方が違うということです。

そこで失敗の多いグループに、成功者の言葉の使い方を教え、無理やりでもいいから成功者の真似をさせたのです。

すると数年後、「運が良くなった」「失敗者から抜け出し成功者の仲間入りをした」など、多くの成功事例を耳にしたそうです。

良い自己対話は良い人生に導く。

自分がどんな言葉を発し、どんな言葉を自分自身に語りかけているか、「言霊」を改めて考えてみると、きっと役に立つと思います。

良い自己対話、良いつぶやき、心の声は、自分でどうにでもできます。

人間は身体と心でできています。健康でいるためには、きれいな空気や水、質の高い栄養が重要です。そして心は、「何を考えるか」……ここでいう「考える」とは、思考、つまり自分自身との会話です。その質が上がれば、間違いなく人間としての質は向上します。

良い人生を送っている人は、間違いなく良い言葉、そして良い自己対話をしています。

今からでもOK牧場ですので、切り替えてみてはいかがですか?

✦自分自身が好きですか?

みなさんは「自尊心」という言葉をどのように捉えていますか?

自尊心は「プライド」とも言い換えられますが、自分を大切にする気持ちだったり、「自分はこうだ」という自身を尊重する部分や、思想や言動に自信を持つことだったり……。

日本人は「自尊心」に対して、あまりよい印象を持っていない方が多いように思います。自尊心よりも、人のために犠牲になることが美学だとされてきた歴史的背景のようなものがあるからではないでしょうか? 日本人特有の「謙虚さ」はとても素晴らしいものですが、時に自分自身の輝きを消してしまっているように感じます。

「私、自分のことが大嫌いで、許せないんです!」という方がたまにいらっしゃいます。

自分のことが好きかどうかというのも、自尊心という言葉で言い表します。

この自尊心が高いか低いかというのは、とても重要です。というのも、多くの成功者は、自分のことが大好きで、自分をとても大切にしているからです。

何があっても自分の味方は自分自身で、助けてくれるのも自分自身です。

最近とても多い、依存症や摂食障害、うつ病、そういった病に苦しんでおられる方は、自尊心を失っていることが多いと聞いたことがあります。

自分のことが嫌いで、その反発心でがんばるケースももちろんあります。けれど、自分のことが好きな人は、自分自身の味方をし、周りに人が集まり、力を貸してくれ、周りの人も味方をしてくれるのではないでしょうか？

自分を好きになるためには、自分の良いところだけではなく、悪いところも含めて好きでいなければなりません。

自分のことが嫌いな人が、自分を本当に好きになるのは難しいかもしれません。ですが、本当に好きになれたら、周りの人たちも自分と同じように大切な存在だと感じられると思います。

自分の良いところを上手に見つけることができると、人の良いところも見つけられます。それは、人を批判することではありません。人の良いところを見つけ、そこを褒め、お互い鼓舞することが、コミュニケーションの中でとても大切だと思います。

旦那さん、奥さん、子供、親、友人、同僚、上司、部下……人には必ず良いところがあります。

高い自尊心には、自分を高め、周りに素晴らしい人を集める力があります。

自分の良いところをじっくり見つめ、10個くらい書き出してみましょう。きっと良い方向が見えてくると思いますよ。

もう一つ大事なポイントは、謙虚であることです。

そう、冒頭に書いた日本人特有の謙虚さです。日本人であることに誇りを持ち、自分を愛し、自信を持って日々を過ごす。こういう人が日本中に増えていくと、日本ももっと良い方向へ変わっていけるのではないでしょうか。

自尊心がとても高くて、謙虚である！　私も修行中ですが、とても大事なポイントですね。

◆音楽の力と癒し

ストレスが多い現代ですが、いろんな癒しがありますね。ではその癒しの中で、音楽がどう癒しに繋がるか紹介したいと思います。

音楽にはいろいろな力があります。その国の文化を表したり、気持ちを鼓舞したり、そして心を和ませたり。

で、癒しの音楽ならぬ、いやらしい音楽といえば……

「ちょっとだけよ～♡」

「あんたも好きね～♡」

カトちゃんぺ!!は、イヤラシイ音楽の代表格（?）ですが、ここではイヤラシイではなく、癒しの音楽についてです。

くるっと話を戻しますが、クラシック音楽には、良い野菜や果物を育てたり、動物をリラックスさせたりする効果があるほか、人間の医学的作用にも使われています。

音楽療法というのがあり、モーツァルトの曲を聞くと、副交感神経に作用してリンパ球の機能を回復させ、NK細胞がリンパ節の末端でも1・2〜1・6倍になることが分かっているそうです。

運動後も、心拍数&血圧の回復が何もない時より3倍も速くなったり、インシュリンの分泌を促進したりすることも報告されているそうです。

高い効果を得るためには、午前&午後に30分、集中できるようヘッドフォンなどで聞くのがいいそうです。

運動前などは、激しい音楽でやる気をアップさせる作用もあるので、音楽は、人間にとって欠かせない存在ですね。

実際アスリートは、試合の前など、アップテンポの曲で気持ちと集中力を高める人が多いそうです。

さらに、店内放送等もアップテンポにすると購買力が上がるというデータもあるそうです。まさに、アップ店舗！

ところで、「音楽の力と癒し」なんて書きながら、私の好きな音楽は、ハードロック！

特に青春時代の80年代ロックが大好きです！

ラウドネス、VOW WOW、アースシェイカー……

洋楽では、中学の時から、キッス、ヴァンヘイレン、モトリークルー……挙げればキリがない!! そんなハードな音楽が今でも大好きです。

いい音楽は水の結晶を綺麗にし、ハードロックは結晶を破壊する……

そんな研究をされている方がいらっしゃいます。

身体も大半は水分ですので、ハードロックは血液をドロドロにするのかも? どうりで脳梗塞になるわけだ! (ポリポリ)

心が疲れた時は、リラックスできる音楽で、身体を癒してくださいね。

✦運って、良いとか悪いとかは無いですよ！

神社などで、「今年も運がつきますように‼　パンパン（手を叩く音）」って運の向上を願います。誰しも運が良いに越したことはありません。

でも私は、運って良いも悪いも無いって考えます。

「え？　だって運が良いから宝くじが当たったりするんじゃないですか？」

そう思うかもしれませんが、実はそうではありません。

運が良くて宝くじが当たっても、その後の人生、大金を掴んでしまったことで転落してしまったら、それは良かったんでしょうか？

故松下幸之助氏さんのお話でたとえてみましょう！

言わずと知れたPanasonic（旧松下電器産業）の創業者で、日本を代表する名経営者です。数多くの企業に影響を与え、多くの名言を残しています。

彼が以前、成功の秘訣を尋ねられた時、「わしの成功は、わし自身が凡人だったから」と答えています。

その成功の理由を少し細かく説明すると、

1．とても身体が弱かった

身体が病弱だったため、自分でできないから人にやってもらう。そのため、人に気持ちよく働いてもらうにはどうすればいいかを考えられた。

2．学歴がない

学がないから人に聞く。他人の声に素直に耳を傾け、それを実行した。

3．貧乏だった

お金がないから工夫し、アイデアを絞り出した。

1、2、3は、普通なら「できない理由」なのですが、彼はそれが成功の理由で、ゆえに凡人だったということなのです。

そう考えると、「運」って良いも悪いも無く、要はその人の考え方一つなんですね。

わたくしヤンギーＪＩＲＯ！も、２０１２年、仕事で大きな壁にブチ当たり、暗闇の中を彷徨っているような状況の中、さらに追い討ちをかけるように脳梗塞で緊急搬送されました。

家族やスタッフにも心配や迷惑をかけました。

その時は大変な思いをしましたが、それを「良かった」「ラッキーだった」と思うと、自然と道が開けてきました。

脳梗塞になったからこそ、この本を出版することになったのです。そう思うと脳梗塞はラッキーと考えています。

人間として生まれたからには、一生を通して魂と人間力を向上させ、それを磨くことが大切です。

怪我をして、「運が悪かった」と言う人、「この程度のキズで運が良かった」と言う人、どちらが将来が開けると思いますか？　答えはメチャ簡単です。

どんなことが起きても、「運が良かった」と思うように心がけると、本当に良いことが起こります。これが廻りの法則です。

みなさまの人生が、素晴らしいものになりますように！

✦ラッキー7のヒミツとは？

人間、ラッキーなことは大好きです。車のナンバーや、電話番号など、ちょっとしたラッキーナンバーをゲットすると嬉しくなりますね。気分が良くなると、もちろんそれはストレス解消にも効果大！

さて、そのラッキーな数字っていえば、「7」か「8」。

8は漢字で「八」って書くので、末広がりで縁起がいい！

8が良いのは分かるけど、なぜ7がいいの？　何となく？　昔から「ラッキーセブン」っていうから？　じゃ、なんで7はラッキーなの？　「ラッキーファイブ」じゃだめ？

実は、7には隠されたヒミツがあるんです。

電卓を用意して、割り算をしてみてください。

1 ÷ 7 = 0.142857142857

2 ÷ 7 = 0.285714285714

3 ÷ 7 = 0.428571428571

4 ÷ 7 = 0.571428571428

5 ÷ 7 = 0.714285714285

6 ÷ 7 = 0.857142857142

お気づきですか？

「１４２８５７」って数字がグルグル回ってるんです。

分かりやすく書くと、

$1 \div 7 = 0.\underline{142857}142857$

$2 \div 7 = 0.2857\underline{142857}14$

$3 \div 7 = 0.42857\underline{142857}1$

$4 \div 7 = 0.57\underline{142857}1428$

$5 \div 7 = 0.7\underline{142857}14285$

$6 \div 7 = 0.857\underline{142857}142$

なんですよ。ついでにいうと、

$8 \div 7 = 1.\underline{142857}142857$

$9 \div 7 = 1.2857\underline{142857}14$

・

・

・

$99 \div 7 = 14.\underline{142857}14285$

$100 \div 7 = 14.2857\underline{142857}1$

・

・

とにかく、7で割ると「142857」が永遠に続くんです。

7って数字が持つポテンシャルは、この循環。いいことがあったらそれがずっと続いて欲しい！　っていう願望なんですね。

大丈夫です。この秘密を知ってしまったあなたは、ツキまくっていますので！　ラッキーなことが降り注ぎます!!　間違いありません。今からあなたもラッキーですよ。

とにかく、なんでもラッキーにしちゃいましょう！

✦ストレスをリリース

ストレス発散に旅行に行きたいけど、当分無理!! という方は多いと思います。ですので、もっと簡単に、気軽にできるストレス解消方法をご紹介します。

それはとっても簡単!

5分、腕をゆっくりさすると、ストレスが軽減するんです。

これは、

✦触れた部分の神経繊維が反応

←

✦脳内の視床下部を刺激

↓

✦ストレスを逃す働きが作用

この脳が反応しやすい場所が前腕なのです。

できれば香りの良いアロマオイルで、恋人同士、夫婦、親子でマッサージしあうと、信頼関係や愛情が深まるので一石二鳥です。これを「ストレスをリリースする」と言います。

あわせて、マッサージ後にハーブティーを飲むのもとっても効果的です。

イライラがたまった時など、ぜひお試しください。

◆ストレス解消あれこれ

現代のこの社会、とにかくストレスに悩まされている方が多いと思います。どんどん便利な世の中になっていますが、それに比例してストレスにより精神がボロボロになる方が多いのも事実。

事実、自殺者の数が減らないのは、そういったことだと思います。

ストレスを溜め込まず、少しでも解消できれば……。

みなさんは、ストレスをどのように解消されますか？　ストレス解消にはいろいろあると思います。

私は3月から11月はＦ１を観ることや、ゴルフがストレス解消です。たまに余計ストレスが溜まることもありますが……。

十人十色、解消法は違いますが、解消法が分からないって方に、ちょっとヒントを！

ストレスは、ＳＴＲＥＳＳでやっつけよう！

ってことで、アルファベットの頭文字を解消方法にたとえています。
「S」はスポーツ
「T」はトラベル
「R」はレクリエーション
「E」はイート
「S」はスリープ
「S」はスマイル

最初の「S」、スポーツです。ウォーキングやジム、スイミングなど、運動と言われるものを生活の中に取り入れましょう。もやもやした時って、身体を動かすことも億劫になりますが、軽く運動するだけで、スッキリすることはよくありますからね。

次の「T」はトラベル、旅行ですね。日本国内にもたくさんいいところがありますし、海外で違う文化や風習を見ると、知らない世界が広がります。

次の「R」も兼ねて、ヤンギーＪＩＲＯ！流、トラベル＆レクリエーションあれこれ!!

普通の旅行じゃ面白くない！　友達もビックリ「変な地名　国内編」です。

まずは、フルネームな地名

大田光（おおたっぴ）
青森県つがる市にあります。
「大」に点がないのがチト残念。

野口五郎岳（のぐちごろうだけ）
富山県と長野県の県境にあるそうです。
歌手の野口五郎さんの芸名はここから来たらしい！

鉄道ファンにはたまらない地名
新幹線
静岡県田方郡函南町にあるそうです。

「私、新幹線に住んでいるの」

「まぁ、素敵」

……たぶん、そんな会話がなされていることでしょう。

土木・建設関係者にはちょっと辛い地名もあるんです。

談合町

愛知県豊橋市にあります。
「社長、今日は談合町で談合です！」……なんちゃって!!
ケンカを売っているような地名
群馬県富岡市にあるんです。

南蛇井

「なんじゃい？」

……って、言いがかりっすよね。

えっ、誰が言いがかりって？

小前田！（おまえだ）

小前田は、埼玉県深谷市です。

ではみなさん、この地名を一気に、そして一発で読めるか？？

いいですか？

行きますよ⁉

鹿児島県志布志市志布志町志布志

まるでケンシロウの雄叫び、「アタタタタタタターーーー！」みたいだ！

ちなみに、「しぶしし・しぶしちょう・しぶし」と読みます。

最後に、わが鳥取県からＣＭでもお馴染み。

ハワイ町

羽合と書きます。日本にいながらハワイに行ける！
ぜひ、はわいに遊びに来てごしないやぁ～（来てくださいね～の鳥取弁）。

続きまして、「変な地名　海外編」です。
海外って、いろいろな場所に行きたいですよね。なので、イロイロと言えばここ。
フィリピンのパナイ島ってところにあるようです。

イロイロ

人生もＩＬＯＩＬＯです。
私はエロエロ♡

次に、女性は行ってはいけない場所です。台湾にあるんです。

チカンタワー

そ、そんなところって……。誰かおまわりさんを呼んでくださーい！

オランダにあるこの場所は、私のことを言っているんでしょうか……？

スケベニンゲン

スケベ人間が行きたい場所が、さらに2ヶ所あるんです。

まずはオーストラリアの、

エロマンガ

島もあるんです。バヌアツ共和国にある、

エロマンガ島

もしかしてこの島の本屋さんには、エロマンガしか置いてないんでしょうか？

バカっぽい地名もあるんです。フィンランドではお馴染みの、

アホ

アホに輪をかけているのが、アルゼンチンにある

マルデアホ

マルデアホって……それ坂田師匠やん!!

喧嘩売ってくる場所は？　ギニアにあるんです。

ボケ

……こんな具合に、国内外ちょっと変わったところに行ってみたい!!　っていう変わった人は、計画を立ててみてはいかがですか？

続いてのスペルは「E」のイート。

美味しいものを食べること、やっぱりこれもストレス発散になりますよね。

残り2つの「S」の1つ、スリープは、110ページで良い睡眠について詳しく述べていますので、そちらをご覧ください。

そして最後の「S」はやっぱりスマイル、笑いですね。

とにかくいくら健康でも、ストレスで大病をすることがあります。
自分に合ったストレス解消法を、早めに見つけていただきたいと思います。

＊若返りは再生神社に！

私は、日本で一番人口の少ない県として有名（？）な鳥取県に住んでいます。

その鳥取の自宅近くには、赤猪岩《あかいいわ》神社というのがありまして、再生神社として、ちょっと有名です。「ちょっと」というのは、地元でも知らない人がいますので、全国ではあまり知られていないからです。

ただこの神社、最近「再生＝若返り」として注目され始めました。

古事記によりますと、オオクニヌシは、兄弟神たちに、大猪と言われて実は真っ赤に焼いた大岩を捕まえさせられ、大やけどを負って死んでしまいます。

それを悲しんだ母神と二人の女神の手によってオオクニヌシが生き返った、という地に立つ神社なんです。なので、「赤猪岩」と書くのです。

古事記での話は「蘇る再生」ですが、今は、「再生＝若返り」と捉えられ、ここでのお参りは、「細胞の再生により若返る」として、参拝者が増えているそうです。

オオクニヌシ殺害に使われた大岩は境内の土中深く埋められ、大きな石で幾重にも蓋がされています。

山陰地方、出雲大社、美人湯温泉や三朝温泉、ゲゲゲの妖怪水木しげるロード、鳥取砂丘等にお越しの際は、ぜひこちらにもお立ち寄りくださいね。

小さい神社なので、参拝時間もすぐですよ。

ヤンギーJIRO！の漢字を感じてみよう！　その1

働

休みの日って、普段仕事をしているから嬉しいのであって、毎日が休みでは「仕事がしたい〜い」って私は思います。

というのも、脳梗塞で入院していた時、約1ヶ月仕事ができませんでした。

その時、働けるってことがとてもありがたいと改めて感じたんです。

「働けるって、幸せだなぁ〜」

働くのは、周りを楽にさせるため（ハタを楽にさせる）だとよく言われますが、このようにも言われます。

「働く」って字、「人」が「動く」と書きます。人が動くことが働くということなのです。

私はさらにもう一歩突っ込んで、「働く」は、「人のために動く」と解釈しています。


働く目的がお金だけでは、人生面白くありません。

もちろんお金は大切ですが、やはり人のため、お客さんや家族や一緒に働くスタッフのために動くことが幸せなんじゃないでしょうか？

そして人のために一生懸命動いた結果、「ありがとう」って言われる。それが一番の幸せだと私は思っています。

「働く」ことができる。そのことに、感謝したいですよね。

ヤンギーＪＩＲＯ！の漢字を感じてみよう！　その2

忙と忘

「暇より忙しい方が悪さしなくてイイね」なんてよく言います。でも、忙しすぎるのも、問題があるかもしれません。

忙しすぎることにより、家庭がうまくいかなかったり、仕事で大きなミスを犯してしまったりするケースも多くあります。

そんな状態が本当の忙しい、つまり、「心が亡くなっている」状態です。

心を亡くした人間が、どんな行動をして、どんな思考を持つか……容易に想像できると思います。

「まさに今の自分がそうだな～」と思われた方、ちょっと立ち止まって、身の回りを整理し、忙しさから解放されないといけないかもしれませんね。

多分ストレスもたくさん溜まっていることと思います。時間を作って、リフレッシュしましょう。その方が仕事もはかどると思いますよ。

ちなみに、「心を亡くす」という漢字のもう1つが、「忘れる」。

人との約束や恩など、忘れてしまえば心を亡くしてしまいます。忘れない工夫も大事ですね。

ヤンギーJIRO！の漢字を感じてみよう！　その3

新

厳しい環境が人を成長させる。
実際、厳しい環境で育った動物や植物は、力強く、生命力に満ち溢れているものが多く存在します。簡単に言うと、不満足こそが人を成長させる要素と言えます。

飛行機はなぜ飛ぶのか？
これは空気という抵抗があって、初めて空を飛べます。
人はなぜ泳げるのか？
水という抵抗がなければ、泳ぐことができません。

それと同じで、生活をしていると、嫌な人、邪魔な人って思える人がいるかもしれません。けれど、そういう一見抵抗と思える人こそ、自分を成長させてくれるヒントを与えてくれます。

新

新しく生まれ変わる時って、辛いことがたくさんあります。
新しいという字は、「辛い」という字にくっついた枝をオノで切る。（太字部分）

辛い経験を経て、新しく生まれる……。

また、枝を切るということは、長年の自分の悪い習慣、自分の欠点を切る。新しい自分に生まれ変わるためには、それらを捨て去ることが必要なことかもしれません。

生みの苦しみこそが新しい第一歩。苦しく辛い時があるかもしれませんが、それは成長するチャンスです。

そんな時、この「新しい」って字を思い出してみてくださいね。

◆ヤンギーJIRO!の漢字を感じてみよう!　その4

看

電車などに乗ると、スマホが普及したせいか、ほとんどの人が携帯を見ています。この場合は「見る」ですが、病気の人をみるのは「看る」。

同じ「みる」でも、「看る」という字に焦点を当ててみます。


この「看」という漢字ですが、調べてみると中国ではちょっと違う解釈です。『感動する漢字』（山口謠司著　廣済堂出版）によると、中国語で「看る」は英語の「watch」と同じで、動くものを「みる」ことを表します。

ですので、日本語では「映画を観る」ですが、中国語では「看電影」と表現するそうで

す。（電影＝映画）

日本では「映画を看る」とは書きませんよね。

「看」の字は、「手」と「目」の字が重なってできています。中国ではあくまで「目」に重きをおいていますが、我が国では「目」よりも「手」に重きをおいていたようです。

子供や愛する人が発熱すると、手を額にかざして看る。痛いところを触って看る。文字通り、手で見ることが「看る」なんですね〜。

もしかして大昔、キリストのように手をかざすだけで病気を治せる人がいたのかな……。

「手」をかざすことが意味として強く残り、「看病」という言葉が生まれたのかもしれませんね。

私は「看」の字は、中国的解釈より、日本的解釈の方が好きですね。

ホント、漢字ってよくできていますね。

ヤンギーJIRO!の漢字を感じてみよう!　その5

困

誰しも「困った」ことって避けたいですよね。

だけど、「ああ、困った〜」っていう状況は多々訪れます。お金に困る、生活に困る、仕事に困る、人間関係に困る……。

そんな時、「困る＝勉強する時」と捉えると、前に進みやすいと思います。

お金に困ればお金の尊さを学び、人間関係に困れば自分を磨いたり関係を改善させたりする本を読んだり……。

困ったことは、学びの機会を与えられたチャンスですね。

以前、萩本欽一さんがテレビで、「困ったことはたくさんあったが、それが自分を成長させてくれた」と言っておられました。

「人間、乗り越えられない壁は与えられない」って言いますからね。

ただ、そんな前向きな考えも大事ですが、私のように人間ができていない（?）場合、当然困ったことは避けたい。

困っている時って、部屋に観葉植物を1本（1鉢）だけ置いていませんか？

「困る」って字は、

口＝部屋

木＝木が1つ

あわせて「困る」です。

「げっ、1本だ！」って方、買い足して2本以上にしましょうね。もしくは部屋に観葉植物を置かない！

すると、困ったことが起きないかもね!?

ヤンギーJIRO!の漢字を感じてみよう!　その6

命

もしあなたが小学生から悩みを相談されたとして、大体は、大人の目から見ると大した問題ではないでしょう。それは、私たちがいろんな経験を積み重ね、日々成長しているからです。

同じように、今のあなたの悩みって、将来の自分や、天国にいるご先祖様や神様からすると、実は大した悩みではないかもしれません。

悩みや辛いことが全くなかったら……人間力が全く育たず、むしろ人をダメにしてしまうと思います。

一見マイナスに見えても、逆境をはねのけ、大きく成長することはよくある話です。

人は命をいただき、人生を歩みます。でも人生はいつも順風ではなく、逆風が吹くこともあります。

「命」って字、「人は一度叩かれる」って書くんですよね。ま、一度じゃなくって、何度も叩かれることもありますが……。

生きている限り、起き上がれないほど大変な時があるかもしれませんが、それは命をいただいた時から決められていることだと私は思っています。それが人を成長させる良い薬なのです。

そんな私の娘も難聴です。でもきっと、難聴のお陰でいいことがあるはず！　マイナスがあれば、必ずプラスもある。そのプラスを見つけてやるのが、親の務めでもあるかな。

いつか、「難聴のお陰でこんなにいいことがたくさん!!」って言ってもらえると、親として嬉しい限りです。

♦ヤンギーJIRO!の漢字を感じてみよう！　その7

叶

「夢や目標を叶えたい」

誰しもが願っていることです。

叶うっていう字を分解すると、口に10回出すと書きます。

「え？　口に10回出すと目標が叶うの？」

そうなんです、叶うんです。ただし、「潜在意識で10回口にすることができるか⁉」にかかっています。

「潜在意識」とは、眠っている時や、自分では意識していない時の状態です。起きて意識しながら動いている時のことは、「顕在意識」といいます。

顕在意識は、意識していることが分かりますが、潜在意識は、文字通り意識の中に潜っている状態なので、「無意識」とも表現することがあるかもしれません。

自分の目標が定まり、寝言や無意識でもその目標を口にすることができるようになるまで、思い込む！

潜在意識で10回口にした時、その目標は達成できたか、もしくは達成に限りなく近づいていることと思います。

無意識でも10回言える、それは目標が叶う時です。

終わりに

最後までお付き合いいただき、誠にありがとうございます。

私は、人間の身体って、実はとっても単純だと思います。

本文中にも書きましたが、人間には「身体（肉体）」と「心（魂）」の2つしかありません。肉体を良い状態にするには、「身体に何を取り入れるか」に限ります。


身体に入れるものは3つです。

「空気」

「水」

「食べ物（栄養）」

そして精神は、

「何を考えるか？」

終わりに

「どういうマインドを心に刻むか？」

これだけです。

空気、水、食べ物という順番で書きましたが、これはなくてはならない順番です。人間は食べ物がなくても数日は生きることができます。水も同じです。でも空気って、ないと数分で死んでしまいます。場合によっては数秒です。

ですので、どんな空気を吸うかって、実はとても大事です。特に最近は空気が汚染されています。それは、水、食べ物にも言えることです。

身体に取り入れるものの質を上げるだけで、体質は間違いなく変わってきます。体質が変われば健康的になり、肌もキレイになりますので、結果、若々しくなることに繋がります。

あとは、心の問題です。

近年、心の病気が増えています。ネガティブ思考に陥ると、病気はますます悪化します。無理矢理にでもポジティブにマインドを切り替えないと、心はどんどん落ちていきます。

これは「思考の質」です。食べ物の質が良くないだけでも「思考の質」は落ちます。身体に取り入れる、空気・水・食べ物の「質」を今一度見直してみると、質の良い思考になり、新たに道が開けるかもしれません。

みなさまの「美しく健康的に若返りたい！」という思いがかたちになるように、そしてこの本が少しでもそのお手伝いをできれば、とても幸せです。

最後に、この本を出版するにあたって、ご尽力いただきましたみなさま、ありがとうございました。また、私のつたないブログをいつも訪ねてくださり、温かく楽しいコメントをくださるブログ友達のみなさま、ありがとうございました。

そして、激動の2年間を支えてくださったすべてのみなさま、ありがとうございました。

感謝、感謝です。

ヤンギーＪＩＲＯ！

著者プロフィール

ヤンギーJIRO!（やんぎー　じろう）

1968年2月28日生まれ。鳥取県在住。本名、松浦慈朗。

高校卒業後、大手家電量販店に就職。22歳で独立。

若くして亡くなった母親や健康マニアの父親の影響、また自身のビジュアル系バンドでの活動などから、若返りや美肌に興味を持ち、1999年にコラーゲンを主体とした健康食品の会社を設立。現在は若返りセミナーの開催や、美容・健康食品のプロデュースなどを行っている。

生まれた時は仮死状態、2歳の時に心房中隔欠損の手術を受け、12歳でそけいヘルニアの手術を受ける。2012年には脳梗塞で倒れ、医師から社会復帰は無理と言われるも、奇跡的に完全回復。

三度生死をさまよった自らの経験から、見た目だけの若返りではなく、心と身体を健康に保つことが大切だと考えている。

ヤンギーJIRO！ 検索

カバー写真撮影：スタジオ・モリヤス

ヤンギーJIRO!の笑激の若返り

69のポイントで12歳若返る美・健康メソッド

2014年3月15日　初版第1刷発行

著　者　ヤンギーJIRO！
発行者　瓜谷 綱延
発行所　株式会社文芸社
〒160-0022　東京都新宿区新宿1－10－1
電話　03-5369-3060（編集）
03-5369-2299（販売）

印刷所　株式会社フクイン

ISBN978-4-286-14812-0　JASRAC 出 1316421 － 301